ডায়মণ্ড

বডি বিল্ডিং কোর্স

মনোজ কুমার

ডায়মণ্ড পকেট বুকস

প্রকাশক : ডায়মণ্ড পকেট বুকস্
X-30, ওখলা ইণ্ডাস্ট্রিয়াল এরিয়া,
ফেজ-2, নূতন দিল্লী-110 020
ফোন : 011-40712200
ই-মেল : : sales@dpb.in
ওয়েব সাইট : : www.dpb.in
সংস্করণ : 2017

লেজার টাইপসেটিং : ল্যাঙ্গুয়েজ্জ্রন, দিল্লী-92

মুদ্রক : Repro (India)
বঙ্গানবাদ : সমীর দে

BODY BUILDING COURSE
By - *Manoj Kumar*

ডায়মণ্ড
বডি বিল্ডিং কোর্স

সবাই নিজেকে সুন্দর দেখাতে চায়! কিছু লোক জন্মসূত্রে সুন্দর হয়, কেউ হয় কর্মসূত্রে! আবার কেউ বা শরীরের দিক থেকে সুন্দর হয়! শরীরকে সুন্দর করে তুলতে 'বডি বিল্ডিং'-য়ের এক গুরুত্বপূর্ণ ভূমিকা থাকে!

এই পুস্তকে 'বডি বিল্ডিং'-য়ের জন্য বিভিন্ন ব্যায়ামের বর্ণনা করা হয়েছে... যেসব ব্যায়াম করে যে কোন ব্যক্তি নিজের শরীরকে সুন্দর করে তুলতে পারেন! এই পুস্তকে দেওয়া নিয়ম ইত্যাদিগুলো প্রয়োজন অনুসারে কম-বেশী করা যেতে পারে!

এটা জরুরী নয় যে, একজন সফল বডি বিল্ডারের মাংসপেশী, অঙ্গ-প্রত্যঙ্গে পুষ্টতা উঁকি মারতে থাকবে! আমাদের উদ্দেশ্য হল, ব্যক্তিকে 'ফিট্' রাখা আর এই উদ্দেশ্যে এই পুস্তক এক গুরুত্বপূর্ণ ভূমিকা পালন করবে বলেই আমাদের দৃঢ় বিশ্বাস!

পুস্তক পরিচিতি

সবাই নিজেকে সুন্দর দেখাতে চায়! কিছু লোক জন্মসূত্রে সুন্দর হয়, কেউ হয় কর্মসূত্রে! আবার কেউ বা শরীরের দিক থেকে সুন্দর হয়! শরীরকে সুন্দর করে তুলতে *'বডি বিল্ডিং'*-য়ের এক গুরুত্বপূর্ণ ভূমিকা থাকে! এটা হচ্ছে এমন এক বিষয়, যার সম্বন্ধে ভালো জ্ঞান না থাকলে কিছুই করা সম্ভব নয়!

এই পুস্তকে *'বডি বিল্ডিং'*-য়ের জন্য পর্যায়ক্রমে বিভিন্ন ব্যায়ামের বর্ণনা করা হয়েছে... যেসব ব্যায়াম করে যে কোন ব্যক্তি নিজের শরীরকে সুন্দর করে তুলতে পারেন! এই পুস্তকে দেওয়া নিয়ম ইত্যাদিগুলো প্রয়োজন অনুসারে কম-বেশী করা যেতে পারে! এই পুস্তকে আমরা ব্যায়ামের যেসব নির্দেশ দিয়েছি, সেগুলোকে ঠিক মত অনুসরণ করে আপনিও একজন সফল বডি-বিল্ডার হয়ে উঠতে পারেন!

এটা জরুরী নয় যে, একজন সফল বডি বিল্ডারের মাংসপেশী, অঙ্গ-প্রত্যঙ্গে পুষ্টতা উঁকি মারতে থাকবে! আমাদের উদ্দেশ্য হল, ব্যক্তিকে *'ফিট্'* রাখা আর এই উদ্দেশ্যে এই পুস্তক এক গুরুত্বপূর্ণ ভূমিকা পালন করবে বলেই আমাদের দৃঢ় বিশ্বাস!

— *লেখক*

সূচীপত্র

≺1≻

ওয়ার্ম আপ

শরীরকে গরম করে তুলতে যে ব্যায়াম করা হয়, তাকে **'ওয়ার্ম আপ'** বলা হয়! যে কোন ব্যায়াম শুরু করার আগে **'ওয়ার্ম আপ'** হওয়াটা অত্যন্ত জরুরী, এতে শরীর নমনীয় হয়ে ওঠে এবং পরে করতে চলা ব্যায়ামগুলো এক মজবুত ভিত্তি প্রাপ্ত করে! শরীরকে **'ওয়ার্ম আপ'** করার জন্য কোন উপকরণের প্রয়োজন পড়ে না!

***বডি ট্যুইস্টিং** (Body Twisting)*

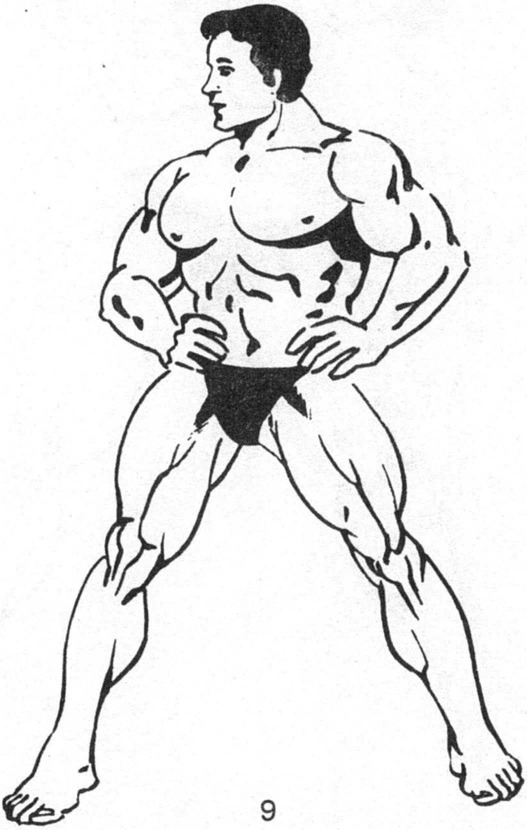

এতে ছবিতে যেমনটা দেখানো হয়েছে, কোমরে হাত রাখুন আর পা দুটোকে ছড়িয়ে মাটিতে শক্ত হয়ে দাঁড়িয়ে পড়ুন আর 20 বার নিজের শরীরকে বাঁ দিকে আর 20 বার ডান দিকে ঘোরান! শরীরের শক্তি অনুযায়ী এই ঘোরানোর প্রক্রিয়া কমানো বা বাড়ানো যেতে পারে!

বডি আপ-ডাউন (Body Up-down)

পা দুটোকে ছড়িয়ে মাটিতে শক্ত হয়ে দাঁড়ান আর একটা হাতকে ঘুরিয়ে বুকের ওপর রাখুন এবং অন্য হাতটাকে ডান দিকে ঝুঁকিয়ে মাটি ছোঁবার চেষ্টা করুন! এই জিনিষটারই বাঁ দিকেও পুনরাবৃত্তি করুন! এমনটা 12-15 বার করুন!

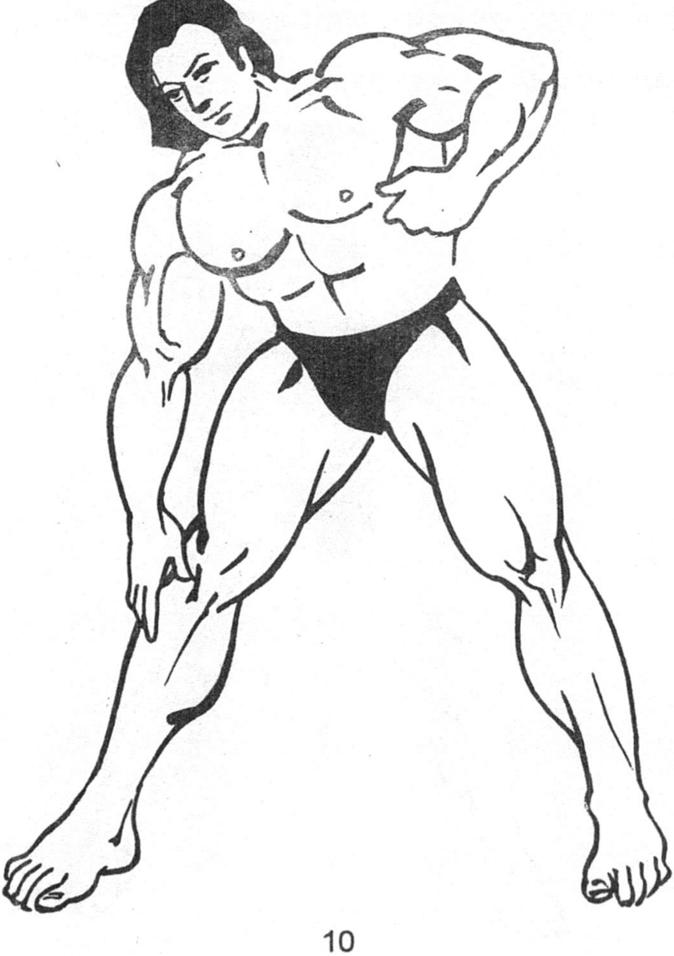

সাইক্লিং (Cycling)

মাটিতে চিত হয়ে শুয়ে পড়ুন, তারপর দুটো পাকে পালা করে ওপরে তুলে সাইকেলে প্যাডেল করার মত ঘোরান ! এমনটা 15-20 বার করুন, তারপর কিছুক্ষন বিশ্রাম করার পরে আবার শুরু করুন !

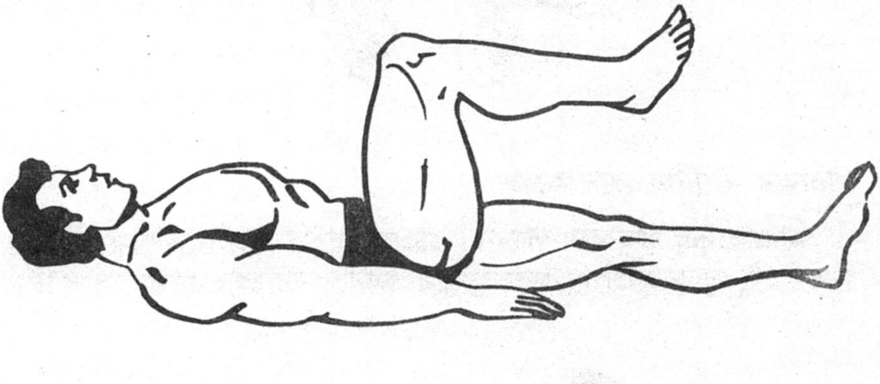

ডিপস্ (Dips)

ডিপস্ অর্থাৎ বৈঠক হচেছ এক অত্যন্ত গুরুত্বপূর্ণ ব্যায়াম ! এতে পায়ের সাথে-সাথে গোটা শরীর প্রভাবিত হয়ে ওঠে ! এটা করার জন্য সোজা হয়ে দাঁড়িয়ে দুটো হাত কোমরে রাখুন, তারপর পায়ের পাতা উঠিয়ে শরীরকে নীচের দিকে নিয়ে যান, আবার ওপর দিকে ওঠান ! এই ব্যায়াম শুরুতে 15-20 বার করুন, তারপর শক্তি অনুযায়ী বাড়িয়ে চলুন !

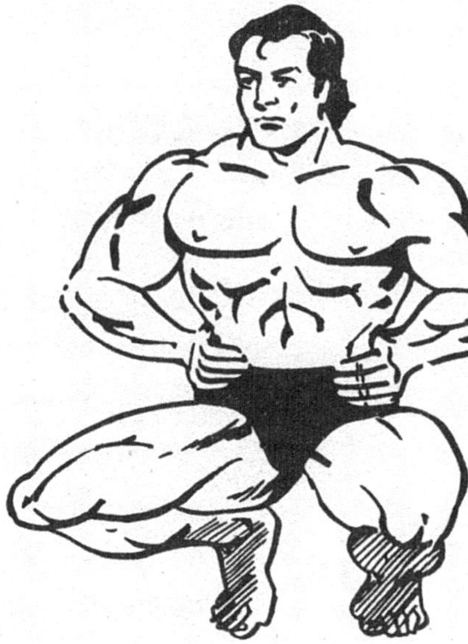

শরীরকে নমনীয় করে তোলা

মাটিতে উবু হয়ে বসে পড়ুন! হাতকে বুকের সঙ্গে 90° কোনে ছড়িয়ে দিন! হাঁটু মুড়ে থাইয়ের সঙ্গে চিপ্‌কে নিন... তারপর হাত, মাথা আর

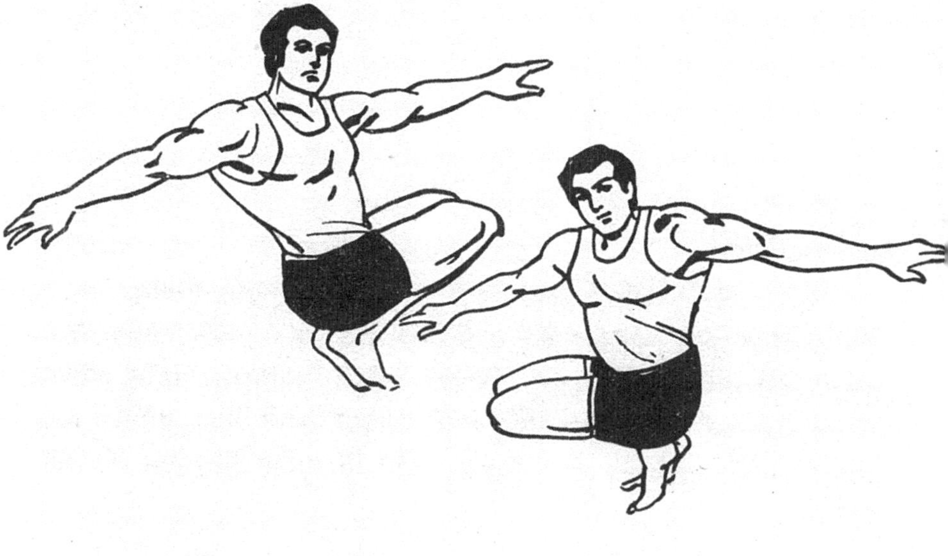

কোমরকে না নাড়িয়ে হাঁটুকে ডান দিকে করতে-করতে মাটি স্পর্শ করুন! এই ব্যায়ামটা দু দিকে 15-20 বার করুন!

কোমরকে শক্তিশালী বানানো

মাটিতে চিত হয়ে শুয়ে পড়ুন! দুটো হাতকে ছবিতে যেমনটা দেখানো হয়েছে থাইয়ের সঙ্গে চেপে ধরুন! এবার হাত না সরিয়ে পা দুটো এবং মাথা আর বুককে যতটা সম্ভব ওপর দিকে ওঠাবার চেষ্টা করুন! এমনটা 8-10 বার অথবা শরীরের শক্তি অনুযায়ী করুন!

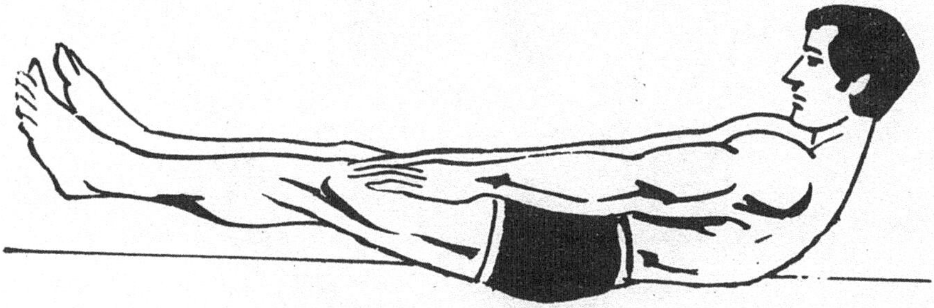

নিঃশ্বাসের ব্যায়াম

দুটো পাকে এক সঙ্গে লাগিয়ে রেখে, পায়ের পাতা খুলে রেখে, শরীরকে ঢিলে করে দাঁড়ান! এবার বেশ কিছুটা শ্বাস বুকের ভেতরে টেনে যতক্ষন পারেন শ্বাসকে ভেতরেই ধরে রাখুন, তারপর ধীরে-ধীরে বাইরে ছাড়ুন! দুটো হাতকে মাথার ওপরে তুলে এমনটার পুনরাবৃত্তি করুন! একই জায়গায় দাঁড়িয়ে দৌড়বার অভ্যাস করুন! দৌড়নোর গতি প্রথমে

ধীরে, তারপর ধীরে-ধীরে বাড়ান ! এই পুরো ব্যায়ামটা 15-20 মিনিট করুন !

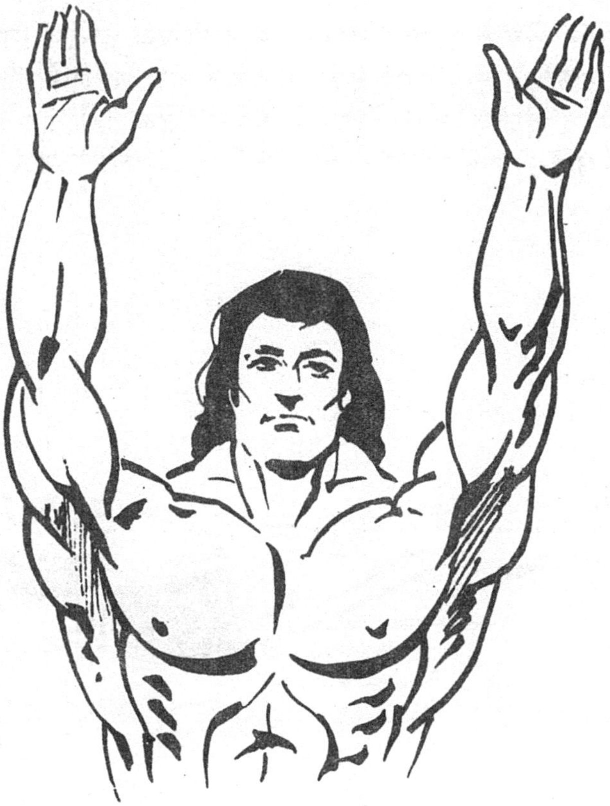

বারে ঝোলা (Chining the bar)

নিজের উচ্চতা (Height) থেকে 2 ফুট উঁচু বার (Bar), গাছের ডাল, পোস্ট বা কার্নিস ধরে ঝোলার অভ্যাস করুন ! হেল্থ ক্লাব অথবা জিমে এই বার আপনার সুবিধা অনুযায়ী ওপর-নীচে করা যেতে পারে ! আপনি যখন ঝোলার অভ্যাসটা বেশ ভালোমতন করায়ত্ত করে নেবেন, তখন

হাতের শক্তিতে ছবিতে যেমনটা দেখানো হয়েছে, ওপরে ওঠার অভ্যাস করুন আর শরীরকে ধীরে-ধীরে নীচে নামিয়ে আনুন! এই ব্যায়ামটা শুরুতে 4 থেকে 6 বার করুন! তারপর 1-1, 2-2 করে বাড়িয়ে চলুন!

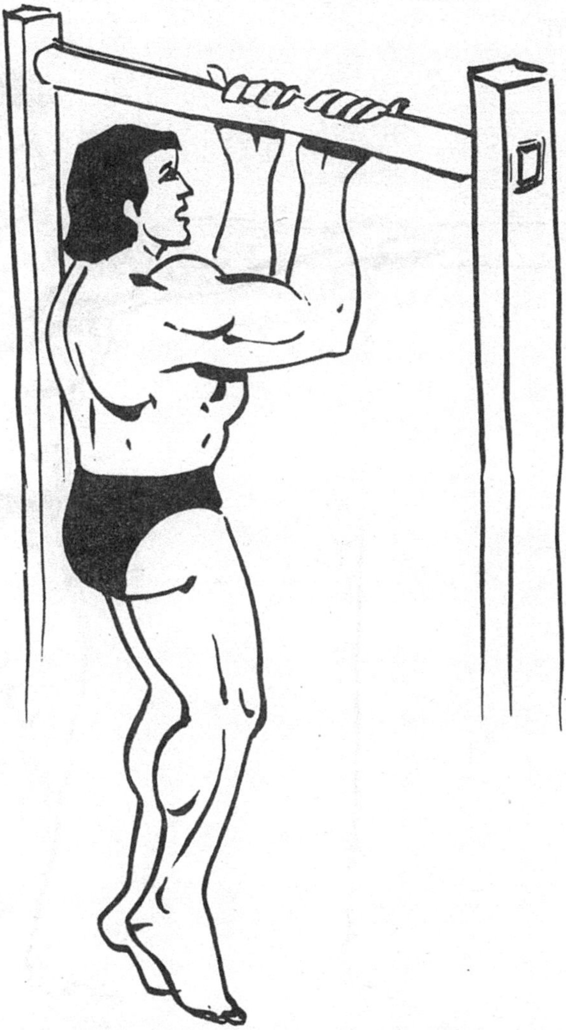

উন্নত বক্ষ *(Chest Development)*

হাত দুটোকে কাঁধের সমান্তরাল রেখায় সামনের দিকে ছড়িয়ে শক্ত

করে কোন দেওয়ালের ওপরে রাখুন ! এবার বুককে যতটা সম্ভব দেওয়ালের দিকে নিয়ে যান আর ওখানে থেমে নিঃশ্বাসকে ভেতরে আটকে রাখুন, তারপর ধীরে-ধীরে শ্বাস বাইরে ছেড়ে পেছন দিকে সরে আসুন ! এই ব্যায়ামটা প্রথমে 15-20 বার করুন, তারপর শরীরের শক্তি অনুযায়ী বাড়িয়ে চলুন !

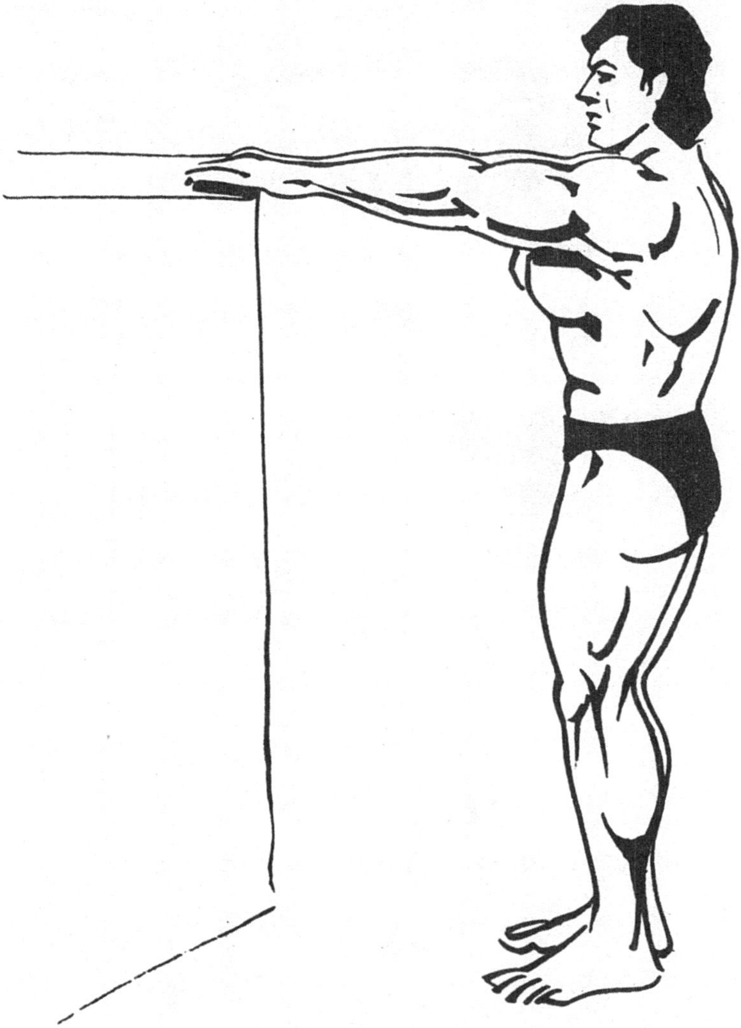

2

বারবেল কোর্স

শরীরকে সুপুস্ট বানিয়ে তোলার পেছনে বারবেলের এক গুরুত্বপূর্ণ ভূমিকা থাকে! এটা ব্যায়ামকারীকে স্হায়ী পুস্টতা প্রদান করে! প্রত্যেক ব্যায়ামকারীর বারবেল ব্যায়াম নিয়মিত রূপে নিজের শরীরের শক্তি অনুযায়ী কম-বেশী করা উচিত!

***নর্মাল বারবেল** (Normal Barbell)*

নিজের হাত দুটো কাঁধের সমান দু পাশে ছড়িয়ে বারবেল ধরুন আর কাঁধ পর্যন্ত্য ওঠান! কনুই পর্যন্ত্য হাতকে বুকের পাশে চিপ্‌কে রাখুন আর ধীরে-ধীরে বারবেলকে নীচে নিয়ে যান! এবার ধীরে-ধীরে বারবেলকে আবার

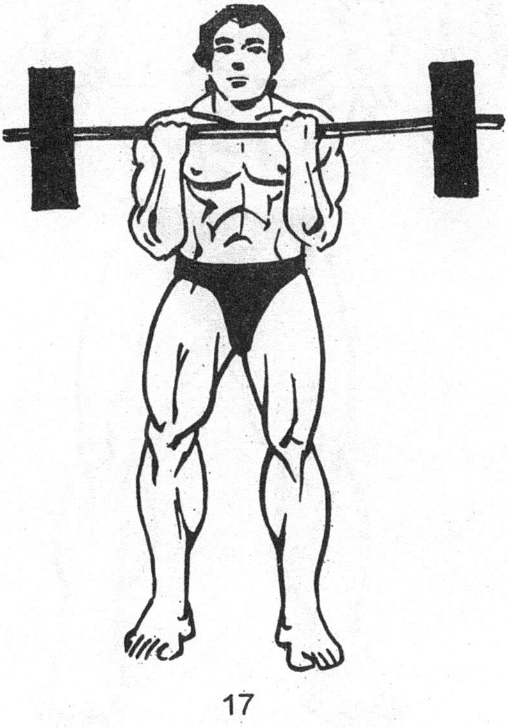

আগের মত কাঁধ পর্যন্ত্য নিয়ে যান! এই ব্যায়ামে হাতের কব্জি পর্যন্ত্য অংশ ক্রিয়াশীল হওয়া উচিত, বাকী অংশকে শক্ত করে ধরে রাখুন! শুরুতে এই ব্যায়াম 8-10 বার করে বেশ কিছুদিন করুন, তারপর শরীরের শক্তি অনুযায়ী বাড়িয়ে চলুন!

বারবেল আপ্ লিফ্টিং (Barbell Up Lifting)

ছবিতে যেমনটা দেখানো হয়েছে, বারবেলকে বুকের ওপর পর্যন্ত্য তুলুন, তারপর এক ঝট্কায় মাথার ঠিক ওপরে নিয়ে যান! আপনার হাত যেন টান-টান হয়ে থাকে! এবার বারবেলকে আবার একবার কাঁধের ওপরে নিয়ে আসুন! এই ব্যায়ামটা শুরুতে অপেক্ষাকৃত হাল্কা বারবেল দিয়ে করুন, যাতে আপনার মাংসপেশী এই ব্যায়ামটা করার জন্য সুচারু হয়ে ওঠে! তারপর ধীরে-ধীরে বারবেলের ওজন বাড়িয়ে চলুন!

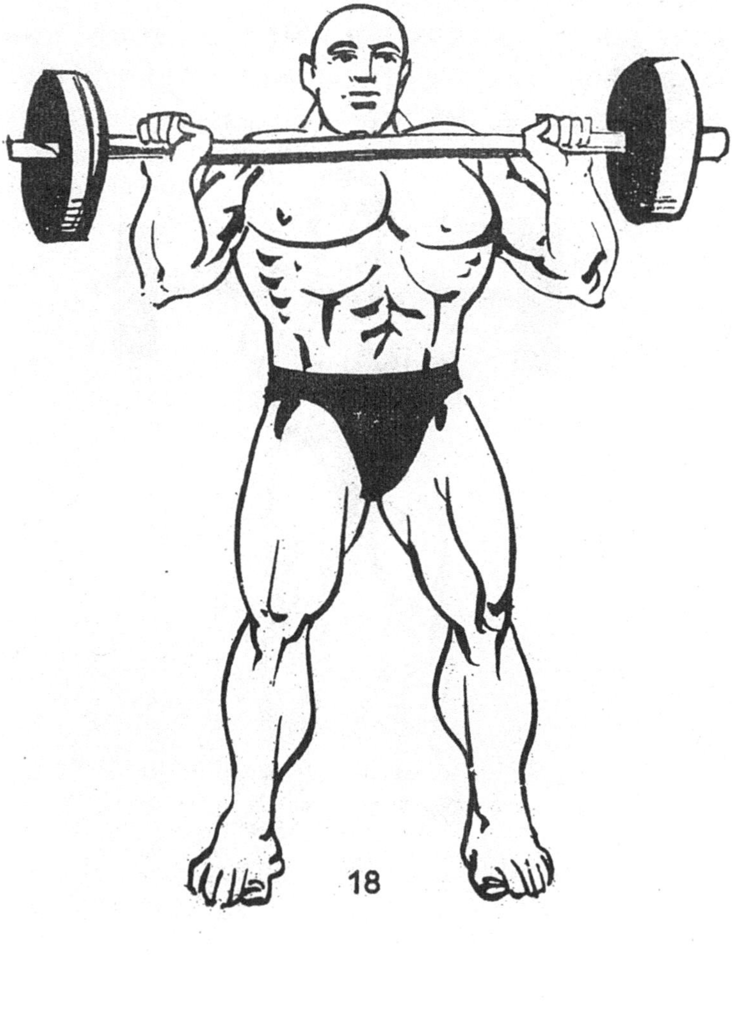

শোল্ডার প্রেস (Shoulder Press)

পা দুটোকে কাঁধের থেকে একটু বেশী ছড়িয়ে দাঁড়ান ! এবার কারো সহায়তায় একটা কম ওজনের বারবেলকে ছবিতে যেমনটা দেখানো হয়েছে, কাঁধের পেছন দিকে ধরে নিন ! তারপর বারবেলকে মাথার ওপরে ওঠান ! এমনটা করার সময় নিজের মাথা সামনের দিকে ঝুঁকিয়ে নিন ! কিছুক্ষন বারবেলকে মাথার ওপরে রেখে আবার আগের মত কাঁধের ওপরে নিয়ে আসুন ! এই ব্যায়ামটা করার সময় আপনার বাকী শরীর টান-টান হয়ে থাকা উচিত ! শুরু-শুরুতে এই ব্যায়ামটা 6-8 বার করুন, তারপর ধীরে-ধীরে বাড়ান !

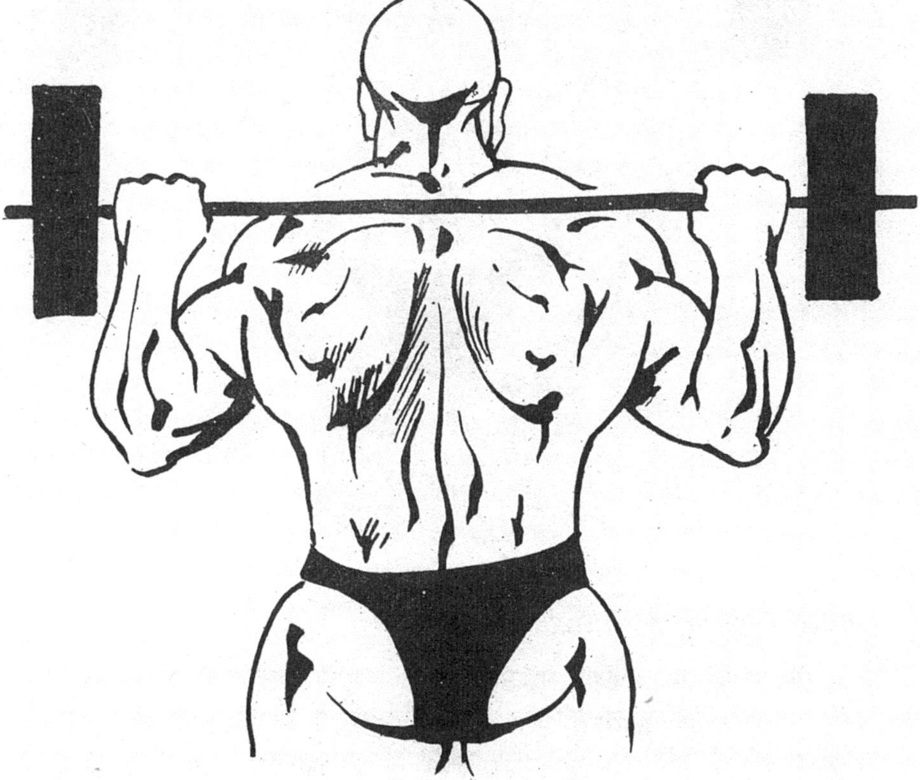

স্কোয়েটিং (Squating)

একটা ভারী বারবেলকে কাঁধের ওপরে রাখুন, তারপর ধীরে-ধীরে নীচের দিকে নেমে পায়ের পাতার ওপরে ভর দিয়ে বসুন, আবার আগের

মতন উঠে দাঁড়ান ! এই ব্যায়াম করার সময় বাকী শরীর টান-টান রাখুন, শুধুমাত্র হাঁটু মুড়ে ডন-বৈঠকের মুদ্রায় স্কোয়াটিং করুন ! শুরুর দিকে এটা 6-8 বার করুন, তারপর ধীরে-ধীরে বাড়ান !

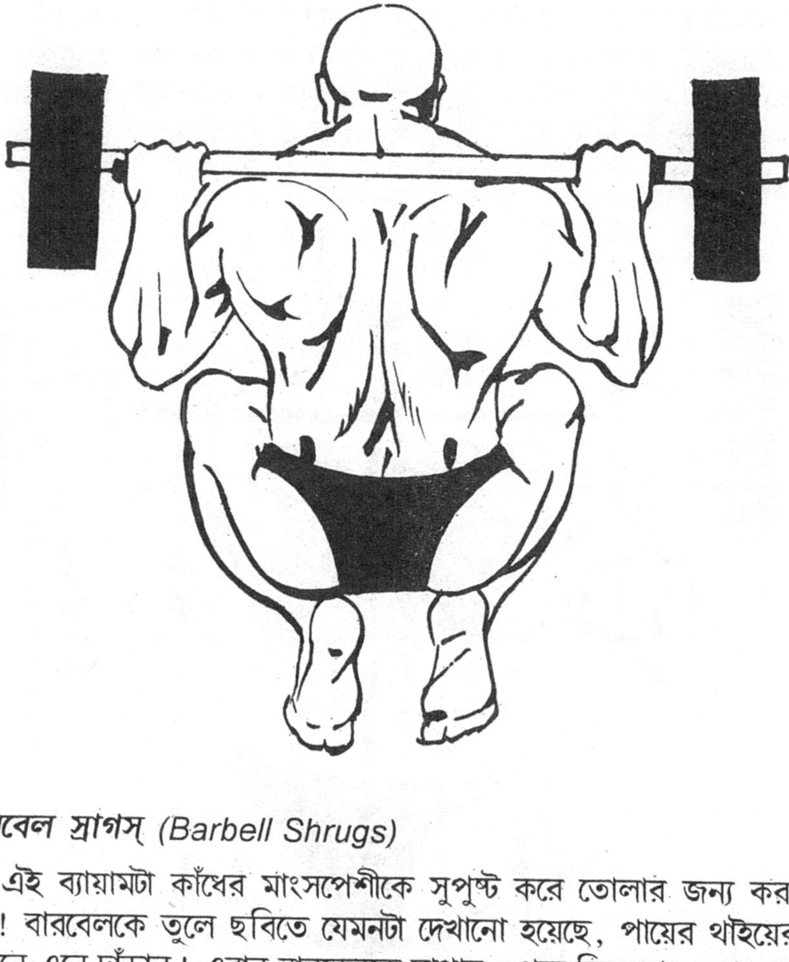

বারবেল স্রাগস্ (Barbell Shrugs)

এই ব্যায়ামটা কাঁধের মাংসপেশীকে সুপুষ্ট করে তোলার জন্য করা হয় ! বারবেলকে তুলে ছবিতে যেমনটা দেখানো হয়েছে, পায়ের থাইয়ের সামনে এনে দাঁড়ান ! এবার বারবেলকে মাথার ওপরে নিয়ে যান, তারপর কাঁধের পেছনে নিয়ে যান আর তারপর স্বাভাবিক ভাবে শুরুর অবস্থায় ফিরে আসুন ! শুরুতে এই ব্যায়াম 4-6 বার করুন, তারপর 10-12 বার নিয়মিত রূপে করুন !

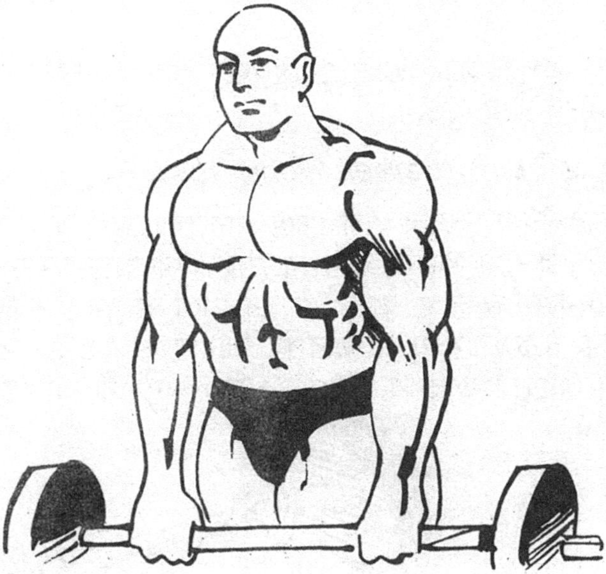

বেণ্ড আমর্স ব্যায়াম

কোন বেঞ্চের ওপরে চিত হয়ে শুয়ে পড়ুন আর মাটিতে রাখা বারবেলকে চেপে ধরুন! এবার বারবেলকে ধীরে-ধীরে তুলে বুকের ওপরে নিয়ে আসুন! এবার ধীরে-ধীরে আবার আগের অবস্থায় ফিরে যান! এই ব্যায়ামটা করার সময় আপনার শুধু হাত দুটো ক্রিয়াশীল হয়ে থাকবে... বাকী শরীর নিষ্ক্রিয় হয়ে থাকবে! এই ব্যায়ামে পিঠ, বুক আর হাতের

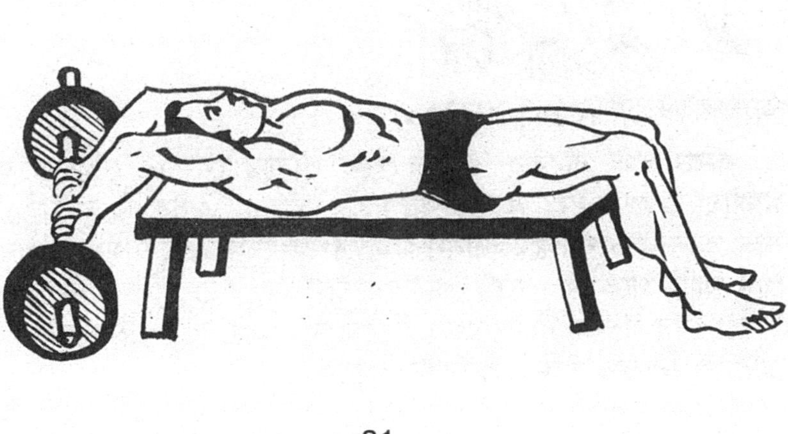

মাংসপেশী সুপুষ্ট হয়ে ওঠে! প্রথম দিকে এই ব্যায়াম 6-8 বার করুন, তারপর ধীরে-ধীরে বাড়ান!

***বারবেল ফ্রন্ট প্রেস** (Barbell Front Press)*

এক্সারসাইজ বেঞ্চের এক প্রান্তে বারবেল রেখে আপনিও চিত হয়ে বেঞ্চের ওপরে শুয়ে পড়ুন, তারপর বারবেলকে আস্তে করে তুলে ছবিতে যেমনটা দেখানো হয়েছে, বুকের ওপরে নিয়ে আসুন! এবার কনুই মুড়ে বারবেলকে নীচে নিয়ে যান, তারপর আবার ওপরে ওঠান! এমনভাবে 6-8 বার করুন! তারপর শরীরের শক্তি অনুযায়ী বাড়িয়ে চলুন!

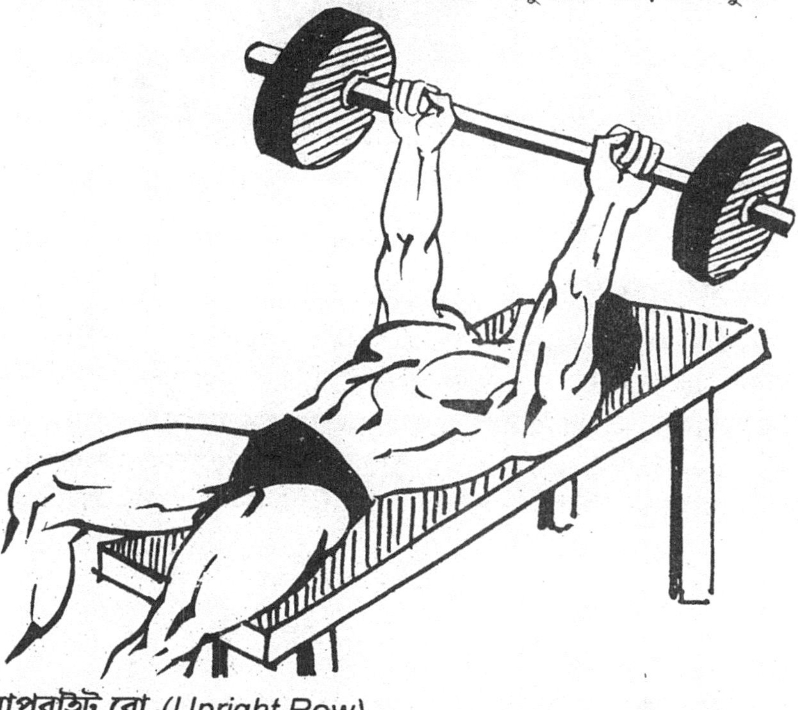

***আপরাইট রো** (Upright Row)*

বারবেলকে র‍্যাকের ওপরে রেখে ছবিতে যেমনটা দেখানো হয়েছে, মাঝামাঝি চেপে ধরুন! তারপর যতটা পারেন, ওপর দিকে উঠিয়ে নিয়ে যান আর নীচে নামিয়ে আনুন! লক্ষ্য রাখবেন, এই সময় আপনার পা যেন মাটি থেকে না নড়ে! শরীরকে টান-টান করে রাখুন, নয়তো মাসল পুলিং-য়ের সম্ভাবনা রয়েছে! নিয়মপূর্বক 4-6 বার এই ব্যায়াম করুন, তারপর নিজের শক্তি অনুযায়ী বাড়ান!

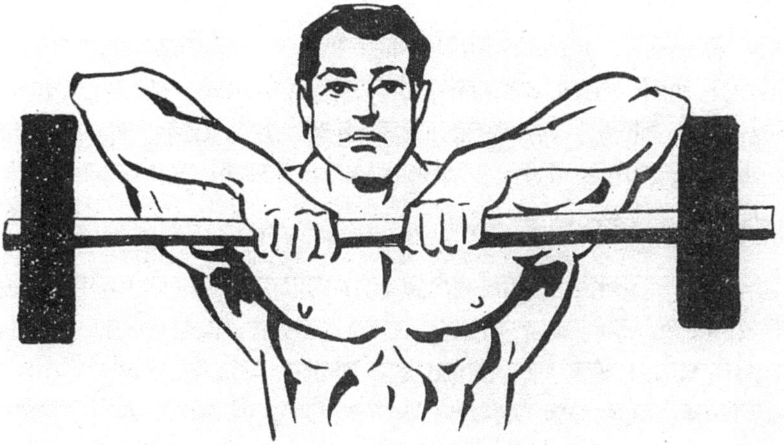

বারবেল পুল ওভার (Barbell Pull Over)

বেঞ্চের ওপরে চিত হয়ে শুয়ে ছবিতে যেমনটা দেখানো হয়েছে, বারবেলকে চেপে ধরুন! তারপর মাথার দিক থেকে ধীরে-ধীরে থাইয়ের

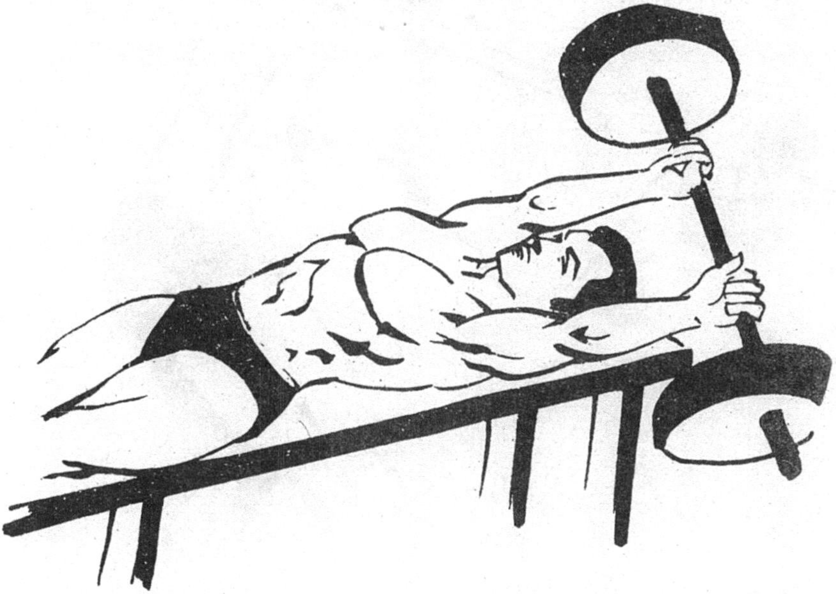

দিকে নিয়ে যান! তারপর আবার ধীরে-ধীরে মাথার দিকে নিয়ে যান! এই ব্যায়ামটা করার সময় একমাত্র দুটো হাত ছাড়া বাকী শরীর বেঞ্চের সঙ্গে সেঁটে থাকা উচিত! এই ব্যায়ামে বুক সুপুষ্ট হয়ে ওঠে! প্রথম দিকে 4-6 বার এই ব্যায়াম করুন! তারপর ধীরে-ধীরে বাড়িয়ে চলুন!

পপুলার এক্সারসাইজ (Popular Exercise)

ভারী বারবেলকে কাঁধের ওপরে রেখে মাটিতে শক্ত হয়ে দাঁড়ান, এবার পা না ভেঙে বুক আর মাথাকে যতটা সম্ভব নীচের দিকে ঝোঁকান... তারপর আবার ধীরে-ধীরে সোজা হয়ে দাঁড়ান! এই ব্যায়ামকে নিয়ম করে করলে বুক, কাঁধ আর কোমরের মাংসপেশী সুপুষ্ট হয়ে ওঠে! শুরুতে 6-8 বার করুন আর তারপর নিজের শরীরের শক্তি অনুযায়ী বাড়িয়ে চলুন!

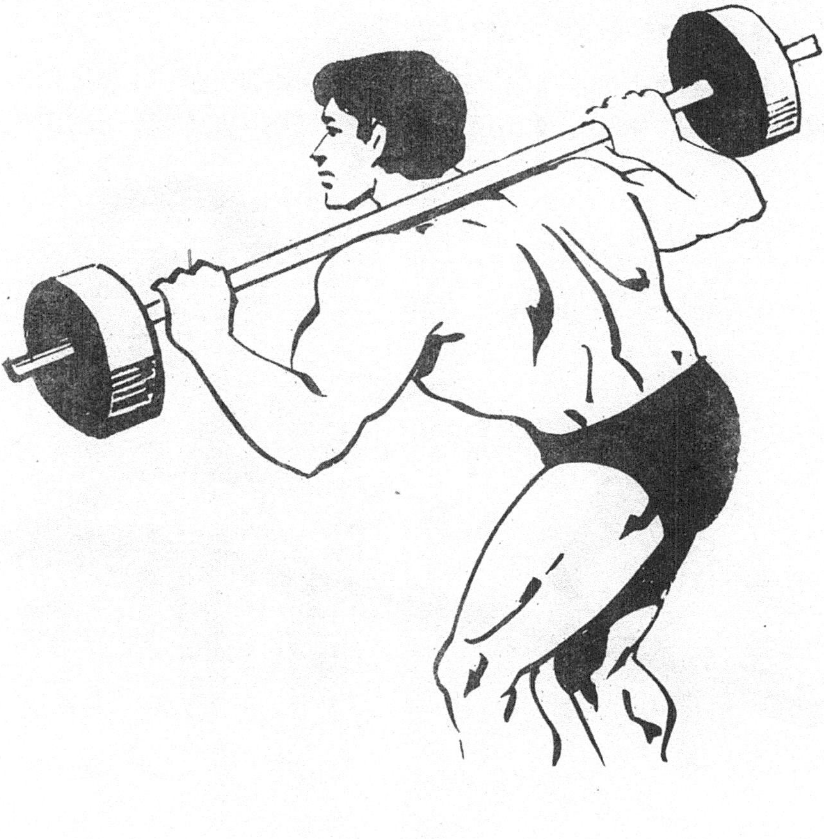

ডেড্ লিফ্টিং *(Dead Lifting)*

মাটিতে একটা ভারী বারবেল রাখুন! পা দুটোকে কাঁধের সমান দু পাশে ছড়িয়ে দাঁড়ান আর তারপর কোমরকে নীচ পর্যন্ত্য ঝুঁকিয়ে বারবেলকে ধরুন! হাত দুটোকেও কাঁধের সমান দু পাশে ছড়িয়ে দিন!

এটা হল এই ব্যায়ামের প্রথম পর্যায়! এবার পা আর কোমর সোজা করে বারবেলকে থইয়ের সামনে নিয়ে আসুন! এটা হল এই ব্যায়ামের শেষ পর্যায়! পুনরায় এই ব্যায়ামটার পুনরাবৃত্তি করুন! শুরুতে 8-10 এই ব্যায়ামটা করে ধীরে-ধীরে বাড়িয়ে চলুন! এই ব্যায়ামটা করার সময় ওয়েট লিফ্টিং বেল্ট কোমরে বাঁধতে ভুলবেন না!

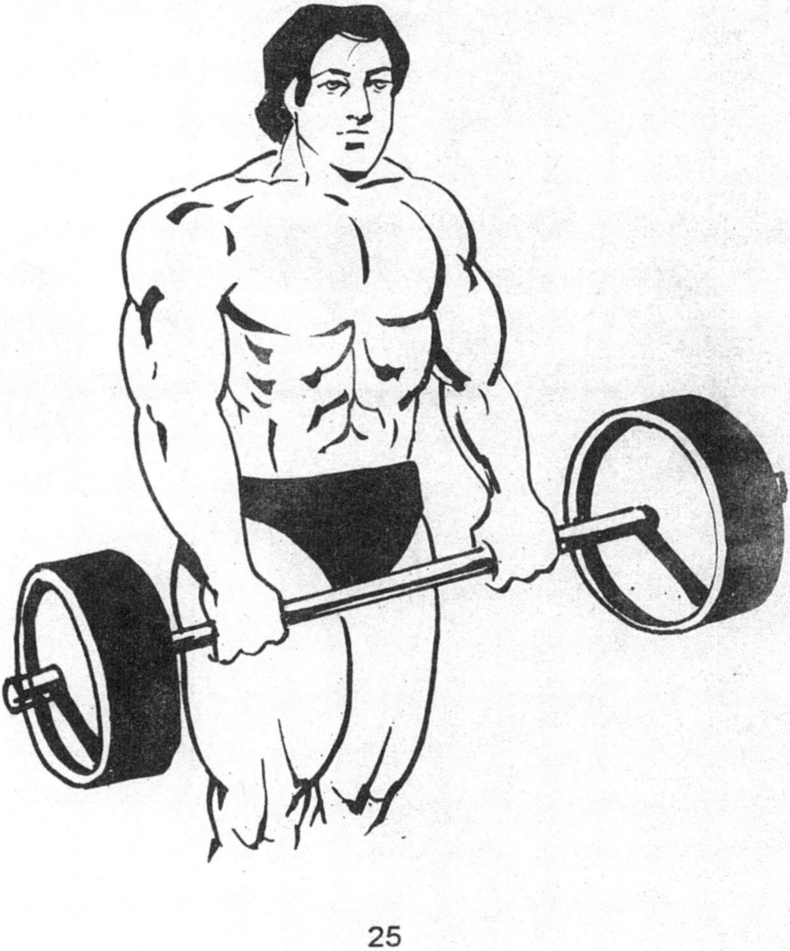

স্টিফ লেগস্ লিফ্‌টিং (Stiff Legs Lifting)

বারবেলকে মাটির ওপরে রাখুন... তারপর ছবিতে যেমনটা দেখানো হয়েছে, বারবেল তুলে বুকের কাছ দিয়ে নিয়ে গিয়ে মাথার ওপরে নিয়ে যান! তারপর আবার মাটিতে রেখে দিন! শরীরের শক্তি অনুযায়ী এই ব্যায়াম প্রথম দিকে 8-10 বার করুন, তারপর ধীরে-ধীরে বাড়িয়ে চলুন!

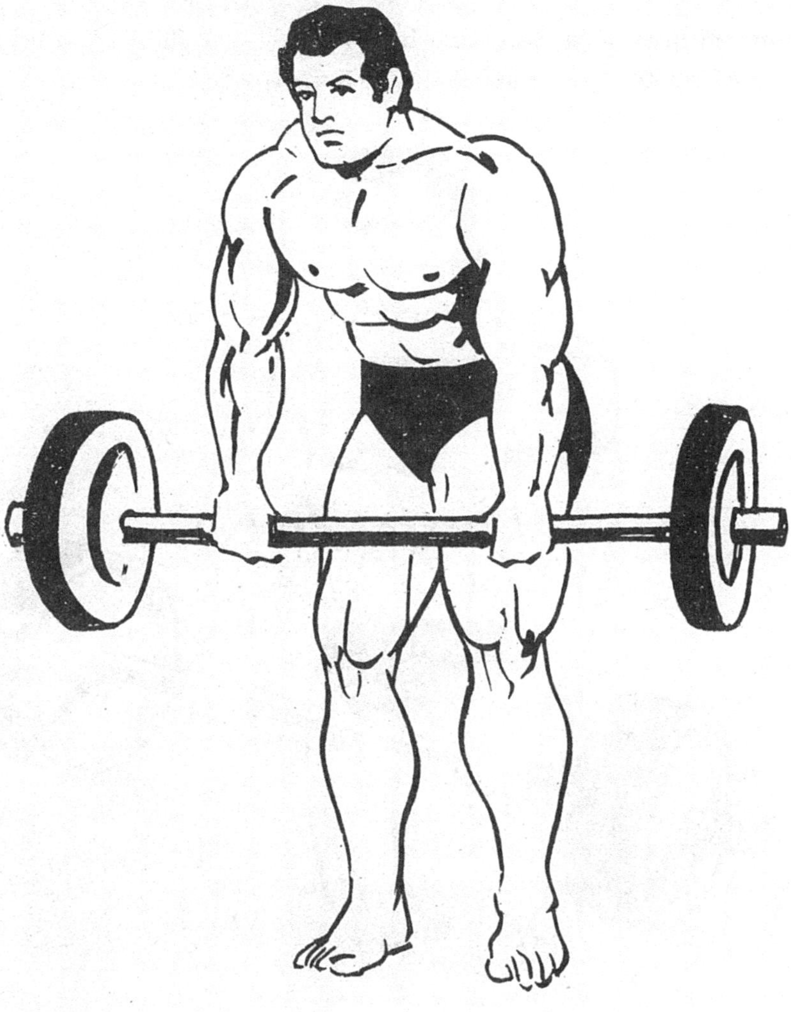

ডাম্বেল কোর্স

ডাম্বেল ব্যায়াম হচ্ছে এক সহজ-সরল ব্যায়াম, যেটা খুব শীঘ্র নিজের প্রভাব দেখায়! এই ব্যায়াম বাড়ীতে বসেই নিয়মিত করে ভালোমতন উন্নতি প্রাপ্ত করা যেতে পারে! এই অধ্যায়ে দেওয়া ব্যায়ামগুলোকে নিয়মিত করুন এবং নিজের মধ্যে এক অদ্ভূত স্ফূর্তি অনুভব করুন – এটা শুধু আপনি অনুভবই করবেন না, এটা বাইরে থেকে দেখাও যাবে!

কার্লস (Curls)

পা দুটো কাঁধের সমান দু পাশে ছড়িয়ে দাঁড়ান! দুটো ভারী ডাম্বেল দু হাতে তুলে নিন, তারপর কব্জির জোরে এক-এক করে দুটো ডাম্বেল কাঁধের উচ্চতা পর্যন্ত্য ওপরে ওঠান! এই ব্যায়ামটা শুরুতে একবারে

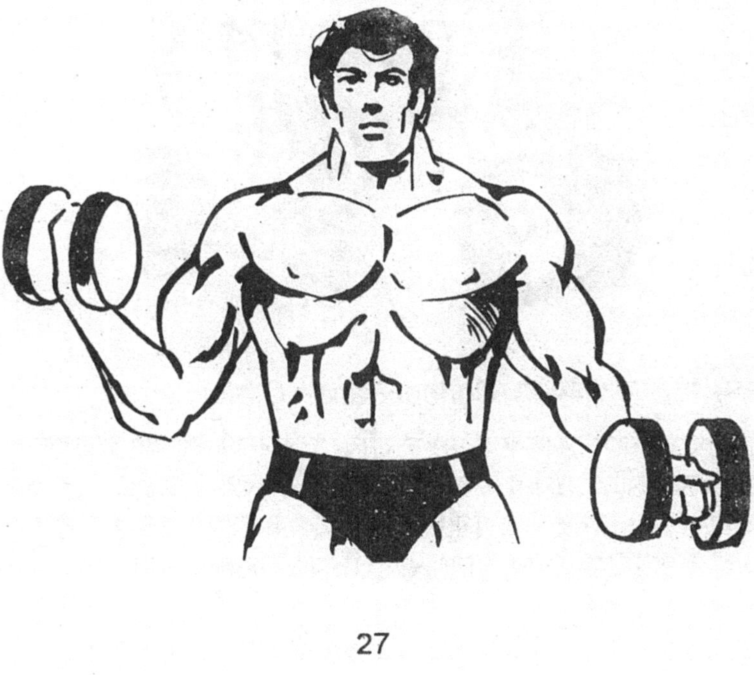

একটা করে ডাম্বেল ওপরে তুলেও করা যেতে পারে! শুরু-শুরুতে এই ব্যায়াম 10-12 বার করুন, তারপর ধীরে-ধীরে বাড়ান!

শ্রাগস্ (Shrugs)

এই ব্যায়ামে কাঁধ আকর্ষক এবং সুপুস্ট হয়ে ওঠে! পা দুটোকে কাঁধের সমান ছড়িয়ে দাঁড়ান! দুটো ভারী ডাম্বেল ওঠান! কাঁধ থেকে কনুই পর্যন্ত্য হাত বগলের সঙ্গে সাঁটিয়ে নিন... বাকী হাত দিয়ে ডাম্বেল বুক পর্যন্ত্য ওঠান! শরীরের বাকী অংশ নড়াবেন না! শুরুতে এই ব্যায়াম 15-20 বার করুন, তারপর ধীরে-ধীরে বাড়াতে থাকুন!

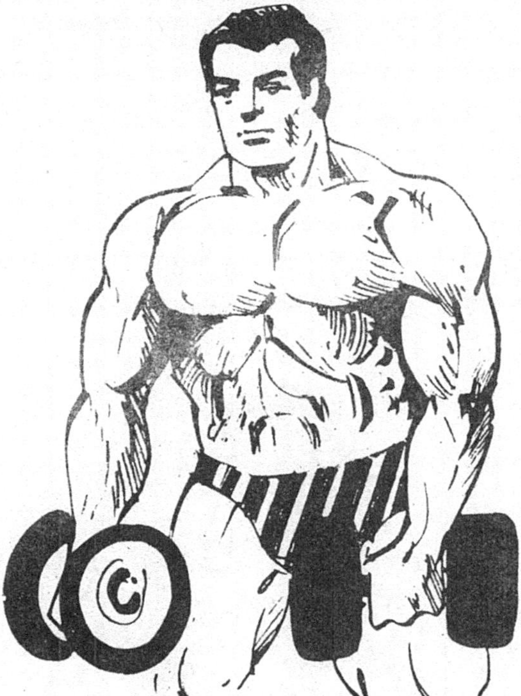

কন্‌সেন্ট্রেশন কার্লস (Concentration Curls)

বেঞ্চে বসে কোমরকে একটু ঝুঁকিয়ে নিন! এক হাতে ডাম্বেল নিয়ে কনুইকে হাঁটুর ওপরে রেখে নিন আর তারপর ডাম্বেল বুকের দিকে ওঠান... তারপর নীচে নিয়ে যান! এই ব্যায়ামটা 10-12 বার করুন! এই ব্যায়ামটাই এবার অন্য হাত দিয়েও করুন! এই ব্যায়াম কব্জির

মাংসপেশীকে সুপুস্ট করে তোলে !

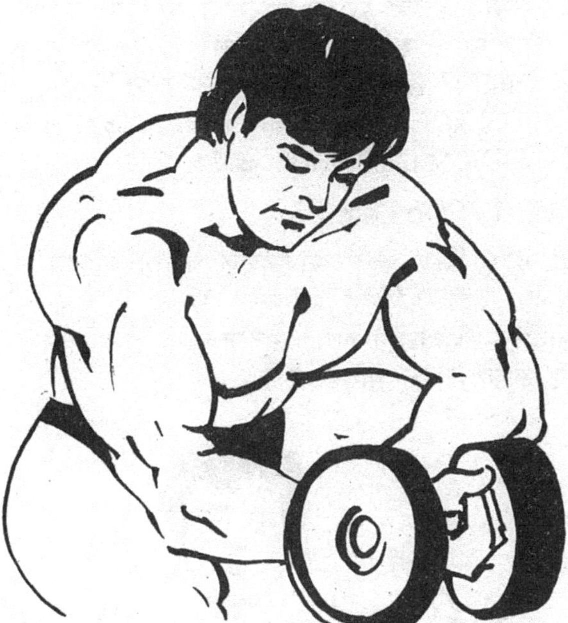

বেণ্ড ল্যাটেরাল (Bend Lateral)

দুটো কম ওজনের ডাম্বেল নিয়ে কোমরের ওপরের অংশকে মাটির

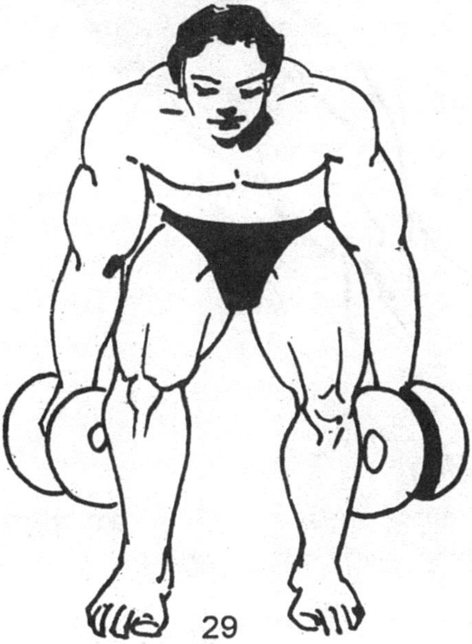

থেকে 70^0 কোনে ঝুঁকিয়ে নিন আর ছবিতে যেমনটা দেখানো হয়েছে, ডাম্বেল ধরে নিন। এবার হাতের শক্তিতে ডাম্বেল কাঁধের ওপর পর্যন্ত নিয়ে যান, তারপর ধীরে-ধীরে ঐ রাস্তা দিয়েই আগের অবস্থায় ফিরে আসুন। এই ব্যায়ামটা 6-8 বার থেকে শুরু করে নিজের শরীরের শক্তি অনুযায়ী 1-1 করে বাড়ান। এই ব্যায়াম নিয়মিত ভাবে করলে হাত, কাঁধ আর বগলের মাংসপেশী সুপুষ্ট হয়ে ওঠে।

সাইড ল্যাটেরাল (Side Lateral)

ডাম্বেল হাত দিয়ে ধরে স্বাভাবিক মুদ্রায় দাঁড়ান। এবার একটা হাতকে পাশের দিকে ছড়িয়ে ডাম্বেল যতটা পারেন, ওপরের দিকে ওঠান... তারপর নীচে নিয়ে যান। এবার অন্য হাত দিয়েও এই ব্যায়ামটা করুন। এই ভাবে 8-10 বার করুন।

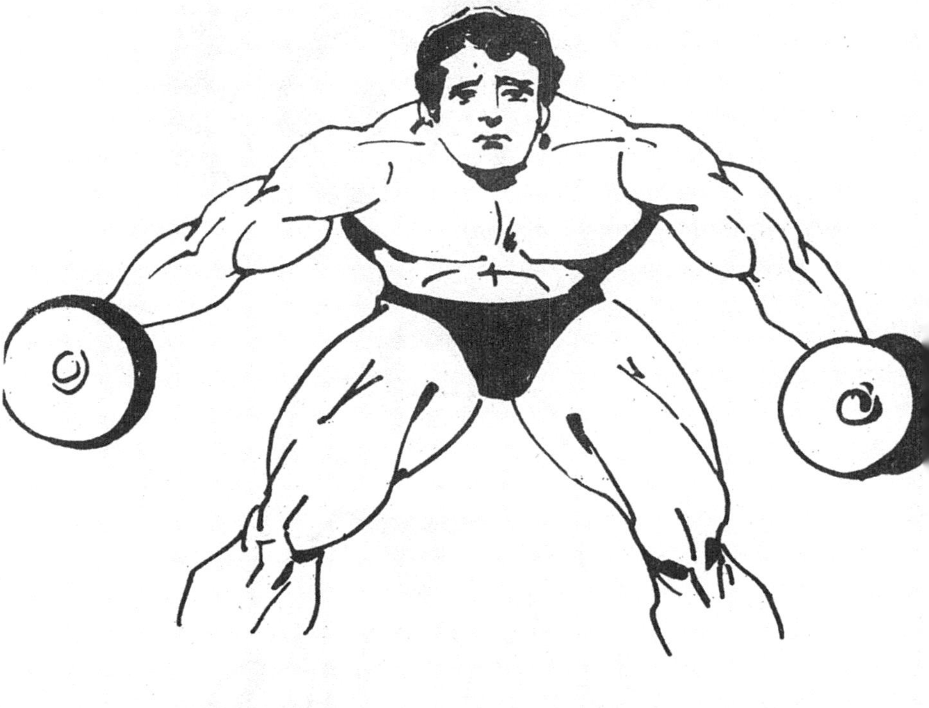

প্রেসিং (Pressing)

পা দুটোকে কাঁধের সমান দু পাশে ছড়িয়ে দাঁড়ান। ডাম্বেলকে নীচ থেকে তুলে মাথার ওপর পর্যন্ত নিয়ে যান। তারপর ধীরে-ধীরে নীচে

নামিয়ে এনে মাটিতে রেখে দিন ! এই ভাবে 10-12 বার করুন আর প্রতি দিন এই ব্যায়াম একটু-একটু করে বাড়িয়ে চলুন ! এই ব্যায়াম গোটা শরীরের মাংসপেশীগুলোকে ঝংকৃত করে তোলে !

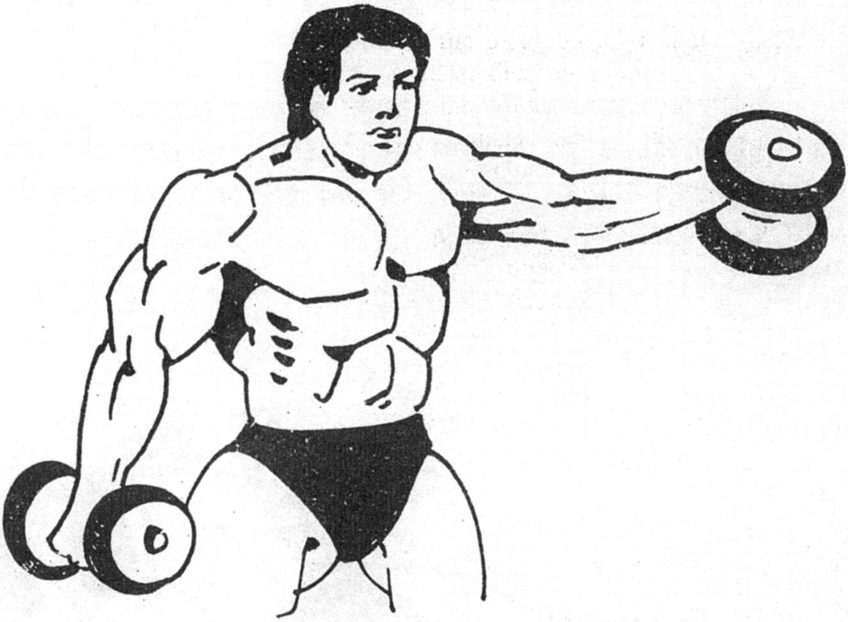

বেঞ্চ প্রেস (Bench Press)

মাথার দিকে উঁচু কোন বেঞ্চে ডাম্বেল নিয়ে শুয়ে পড়ুন ! এবার হাত

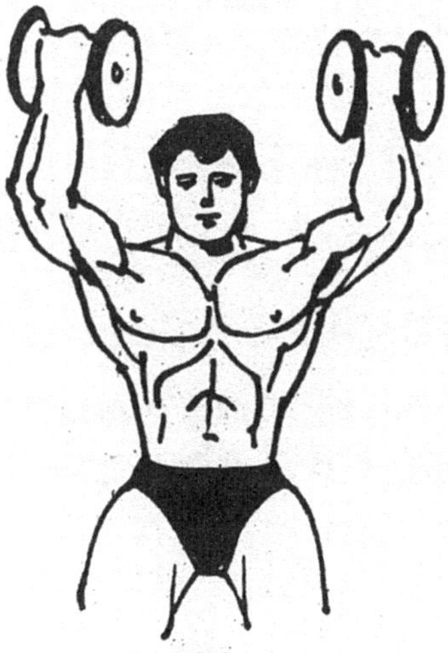

দুটোকে কাঁধের দিকে যতটা পারেন, চাপ দিয়ে মাথার ওপরে নিয়ে যান! তারপর এই ভাবেই স্বাভাবিক অবস্থায় ফিরে আসুন! এই ব্যায়াম 8-10 করুন, তারপর ধীরে-ধীরে বাড়াতে-বাড়াতে অধিকতম 20-25 বার পর্যন্ত্য করুন!

স্পাইন প্রেস (Spine Press)

মাটিতে চিত হয়ে শুয়ে পড়ুন! কারো সহায়তায় ডাম্বেল ধরুন আর হাত দুটোকে কাঁধের ঠিক সমান্তরাল রেখায় এনে ওপর দিকে নিয়ে যান! দেখবেন, কনুই যেন না মোড়ে! এবার এক ঝট্‌কায় ডাম্বেল নীচে নিয়ে যান! 6-8 বার থেকে শুরু করে 15-20 পর্যন্ত্য করুন!

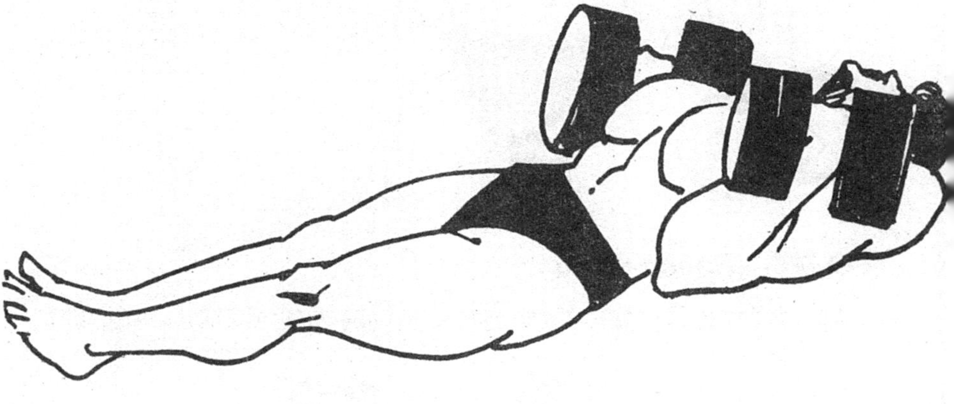

ওয়ান আর্ম বেণ্ড রো (One Arm Bend Row)

বাঁ হাত দিয়ে ডাম্বেল ধরে মাটিতে শক্ত হয়ে দাঁড়ান, তারপর ছবিতে যেমনটা দেখানো হয়েছে, হাতকে কাঁধের পেছন দিকে নিয়ে গিয়ে ব্যায়াম করুন!

প্রথম ব্যায়াম

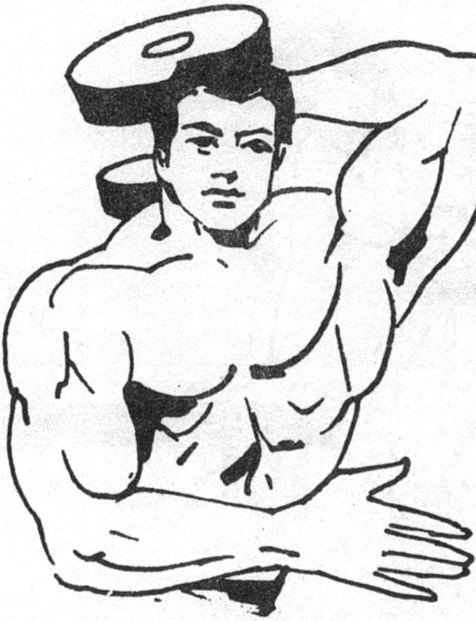

বেঞ্চে বসে ছবিতে যেমনটা দেখানো হয়েছে, হাতকে এপাশে-ওপাশে নিয়ে গিয়ে ব্যায়াম করুন!

দ্বিতীয় ব্যায়াম

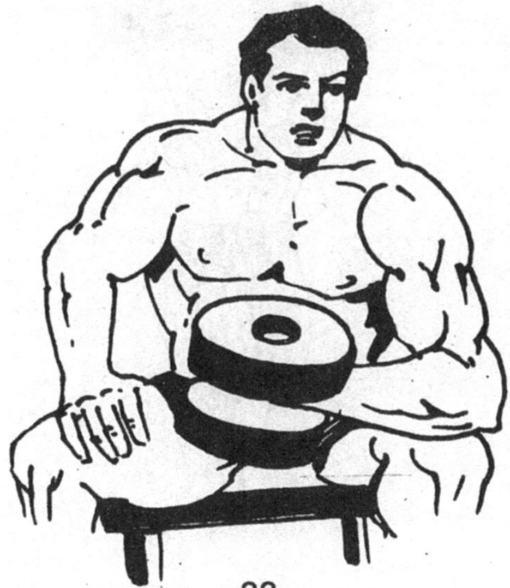

এবার উঠে দাঁড়িয়ে একটা হাত টেবিলের ওপরে রেখে অন্য হাতে ডাম্বেল নিয়ে ছবিতে যেমনটা দেখানো হয়েছে, ওপরে-নীচে ব্যায়াম করুন !

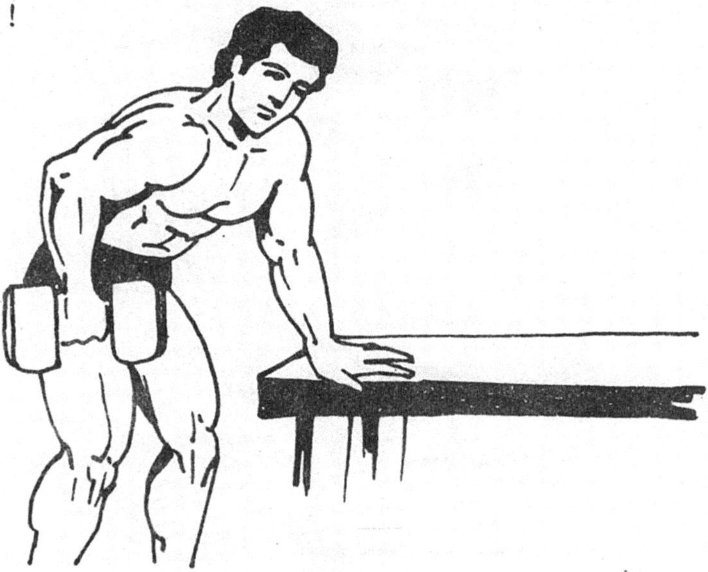

এই ব্যায়ামে সর্বাঙ্গ সুপুষ্ট হয়ে ওঠে !

ডাম্বেল রেইজ (Dumbell Raise)

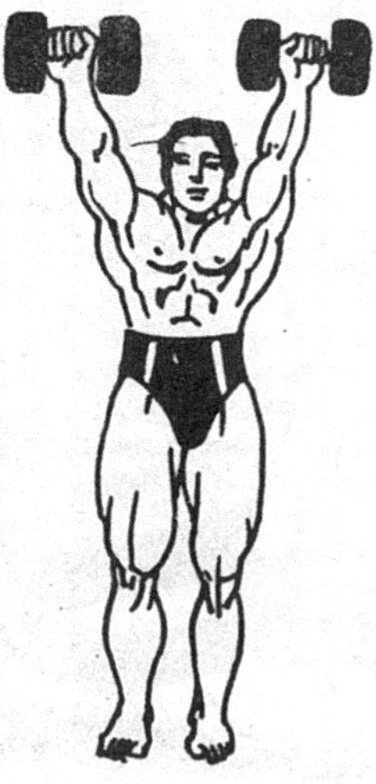

ডাম্বেল থাইয়ের কাছে সাঁটিয়ে ধরে সোজা হয়ে দাঁড়ান। এবার ধীরে-ধীরে হাতকে মাথার ওপরে নিয়ে যান। তারপর এই ভাবেই ধীরে-ধীরে নীচে নামিয়ে আনুন। এই ব্যায়াম করার সময় আপনার কনুই মোড়া উচিত নয়। শুরুতে এই ব্যায়াম 5-6 বার, তারপর বাড়িয়ে 12-15 বার পর্যন্ত্য করুন।

স্যুইং (Swing)

ওজনদার ডাম্বেল মাটিতে রাখুন, তারপর ছবিতে যেমনটা দেখানো হয়েছে, কোমর আর হাতকে সোজা রেখে ডাম্বেল মাথার ঠিক ওপরে নিয়ে যান। তারপর এই ভাবেই ফিরিয়ে এনে ডাম্বেল নীচে নামিয়ে রাখুন। এই ব্যায়াম করার সময় কোমর, হাঁটু আর কনুই মুড়বেন না। শুরুতে 4-6 বার থেকে শুরু করে শরীরের শক্তি অনুযায়ী ধীরে-ধীরে বাড়ান।

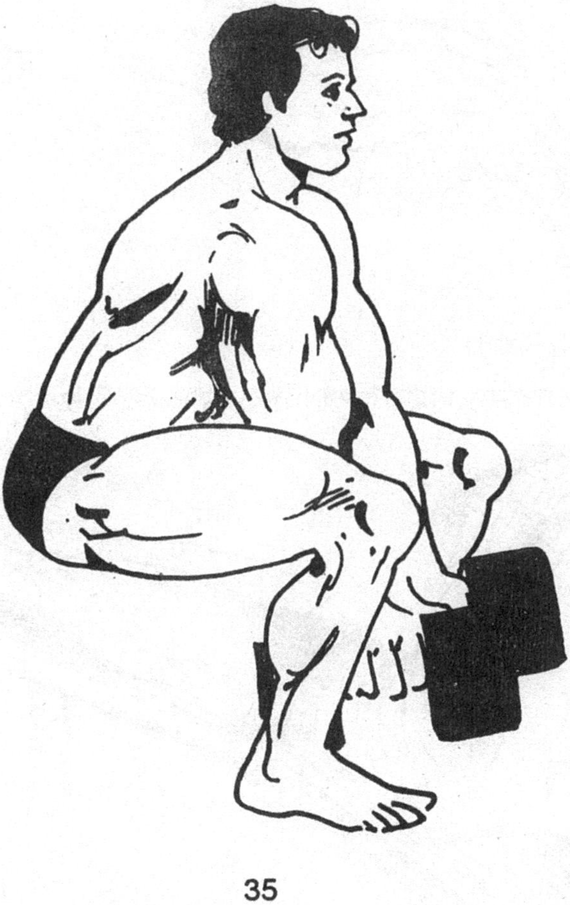

লাইং রেইজ (Lying Raise)

মাটিতে চিত হয়ে শুয়ে পড়ুন আর ছবিতে যেমনটা দেখানো হয়েছে, ডাম্বেল ধরে নিন। তারপর বুকের ওপর কাঁধের সমান্তরাল রেখায় নিয়ে আসুন। এই অবস্থায় আপনার কনুই যেন না মোড়ে। এবার হাত না মুড়ে আবার একবার স্বাভাবিক অবস্থায় ফিরে যান। 6-8 বার থেকে শুরু করে 18-20 বার পর্যন্ত্য করুন।

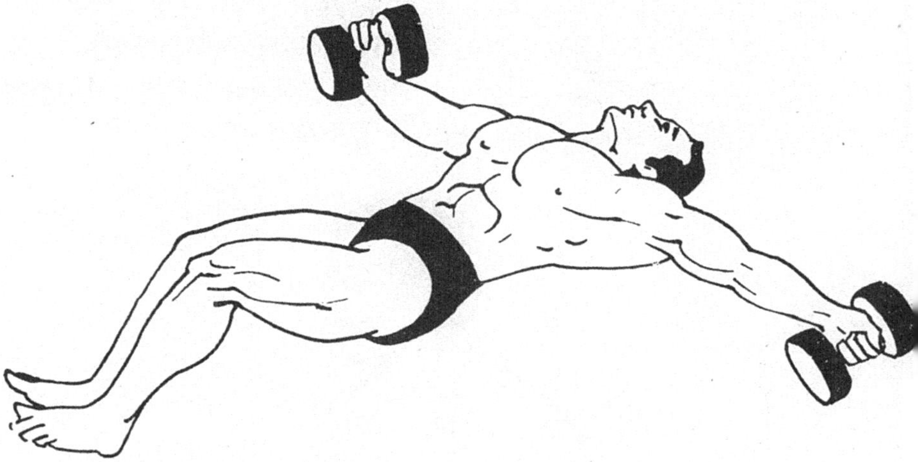

ফ্লাইজ (Flies)

ডাম্বেল নিয়ে মাথার দিকে নীচু কোন বেঞ্চে চিত হয়ে শুয়ে পড়ুন।

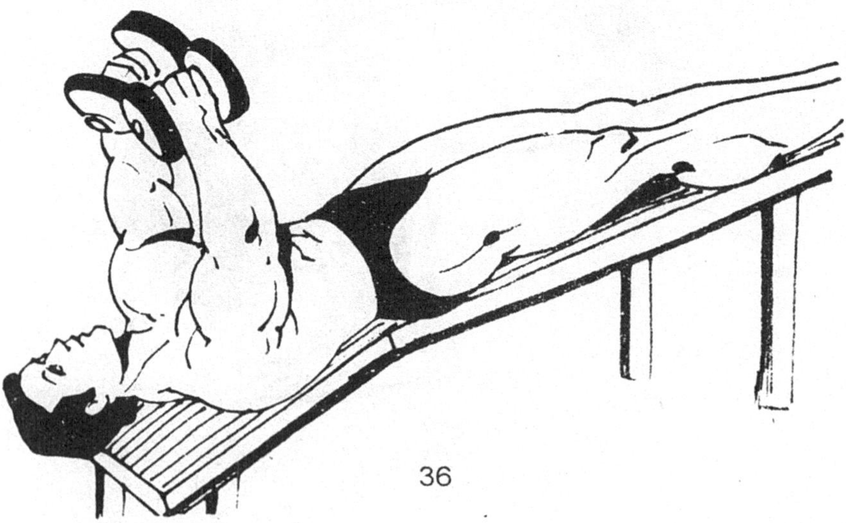

পা দুটোকে টেস্ট বারের ওপরে রাখুন। এবার ডাম্বেল নীচের দিক থেকে ওপরের দিকে হাত ঘুরিয়ে নিয়ে যান, তারপর ঠিক এই ভাবে নীচের দিকে নিয়ে আসুন। এই ব্যায়াম শুরুতে 6-8 বার করুন, তারপর আবশ্যকতা অনুযায়ী বাড়াতে থাকুন।

≺4≻

এক্সপেণ্ডার কোর্স

এক্সপেণ্ডার বা বুলওয়ার্কারের ব্যায়াম শরীরকে শীঘ্র আশানুরূপ লাভ প্রদান করে! এই ব্যায়াম নিয়মিত রূপে করলে শরীরের মাংসপেশী অত্যন্ত সুপুষ্ট হয়ে ওঠে! শিরা-উপশিরায় শক্তি ভরে ওঠে! যে ভাবে বেলুনে হাওয়া ভরে যতটা ইচ্ছে বিকশিত আকার প্রদান করা যেতে পারে, ঠিক সেই ভাবে বুলওয়ার্কার দ্বারা শরীরের মাংসপেশীগুলোকে মনের মত করে উন্নত করে তোলা যেতে পারে! এই অধ্যায়ে দেওয়া ব্যায়ামগুলো যদি আপনি নিয়মিত রূপে করতে থাকেন, তাহলে আপনি নিজের মধ্যে নিশ্চিত রূপে এক নতুন পরিবর্তন অনুভব করতে পারবেন!

চেস্ট পুল অন্ ব্যাক (Chest pull on back)

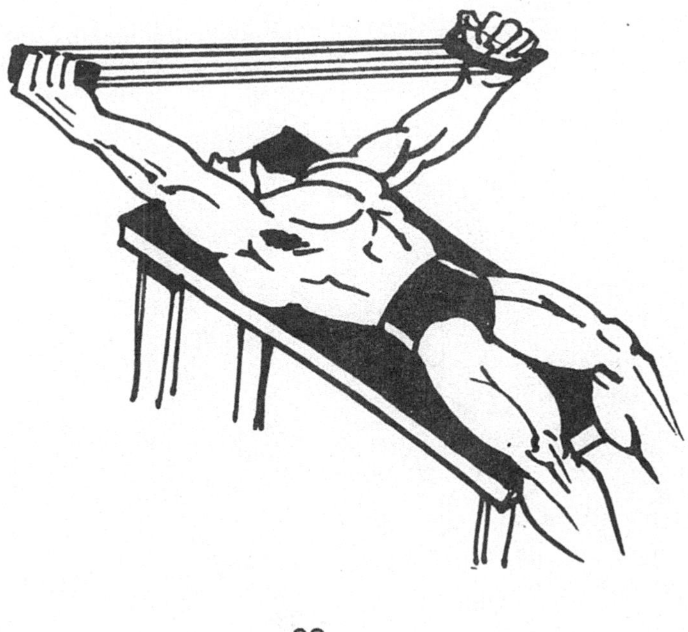

বেঞ্চের ওপরে চিত হয়ে শুয়ে পড়ুন! বুলওয়ার্কারকে দু হাত দিয়ে বুকের ওপরে ধরুন, তারপর দু পাশে টেনে ধীরে-ধীরে হাত দুটোকে ওপরের দিকে নিয়ে গিয়ে একদম সোজা করে দিন! এই অবস্থায় বুলওয়ার্কার যেন অধিকতম সীমা পর্যন্ত্য টানা থাকে! এই অবস্থায় কয়েক সেকেণ্ড থেমে থেকে আবার ধীরে-ধীরে স্বাভাবিক অবস্থায় ফিরে আসুন! এই ব্যায়ামে আপনি নিঃশ্বাস টানতে-টানতে ওপরে পৌঁছন, দাঁড়ান আর নীচে নেমে এসে শ্বাস ছেড়ে দিন! শুরুতে 10-12 বার করুন, তারপর বাড়ান!

ট্রাইসেপ্স স্ট্রেচিং (Triceps Streching)

কাঁধের সমান পা ছড়িয়ে এক্সপেণ্ডারকে নিতম্বের পেছনে ধরে দাঁড়ান! এবার এক হাত দিয়ে ছবিতে যেমনটা দেখানো হয়েছে, হাত না

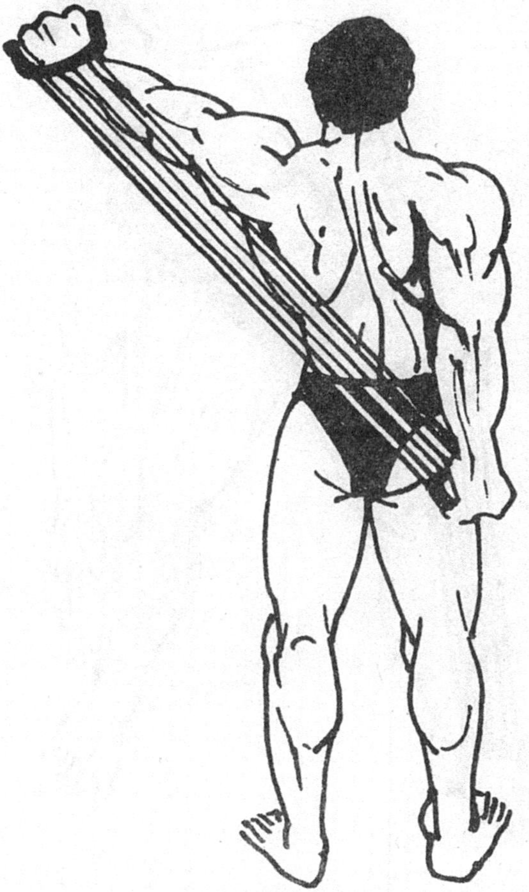

মুড়ে এক্সপেণ্ডার টানুন! অন্য হাত দিয়েও এই ব্যায়ামটার পুনরাবৃত্তি করুন! শুরুতে 5-5 বার করুন, তারপর অধিকতম 15-20 বার করুন! এই ব্যায়ামে ত্রিশিরক মাংসপেশী বিকশিত হয়!

সাইড বেন্ট (Side Bent)

এক্সপেণ্ডারের একটা দিক পায়ে আর অন্য দিকটা হাতে চেপে ধরুন... তারপর অন্য হাতটা দিয়ে মাটি ছোঁবার চেষ্টা করুন! এই পরিস্থিতিতে আপনার বাকী শরীর এক পাশে ঝোঁকান, কিন্তু কোমর একদম সোজা রাখবেন! পা যেন মাটিতে শক্ত হয়ে জমে থাকে! 6-8 বার করুন, তারপর এই ক্রিয়াই অন্য দিকেও করুন!

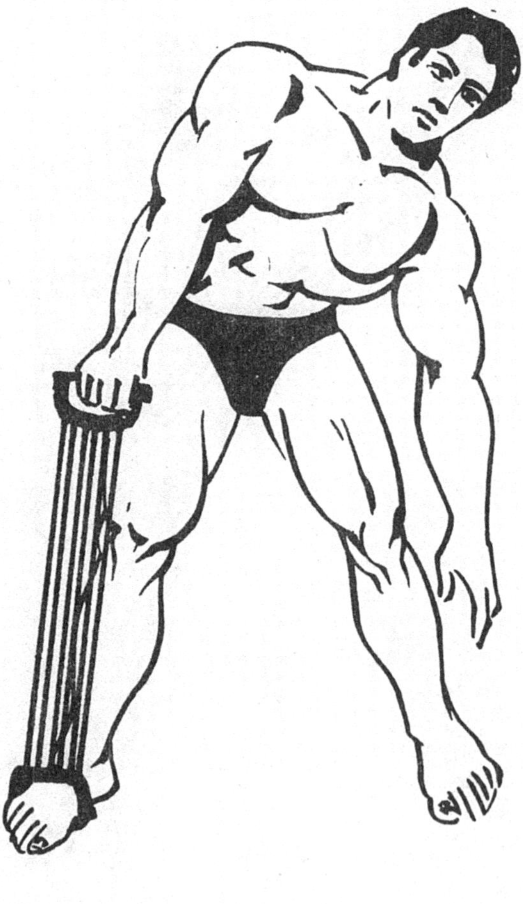

ল্যাটেরাল রেইজ (*Lateral Raise*)

পা দুটোকে একটু ফাঁক করে মাটিতে শক্ত হয়ে দাঁড়ান! একপেণ্ডারকে কোমরের সামনে ধরুন, তারপর ধীরে-ধীরে টেনে হাত না মুড়ে যতটা পারেন, ওপর পর্যন্ত্য নিয়ে যান! এই ব্যায়ামটা কোমর থেকে অর্ধবৃত্তাকারে কাঁধের দিকে যাবে! শুরুতে 10-20 বার করুন! এই ব্যায়ামটা পিঠের দিকেও করুন!

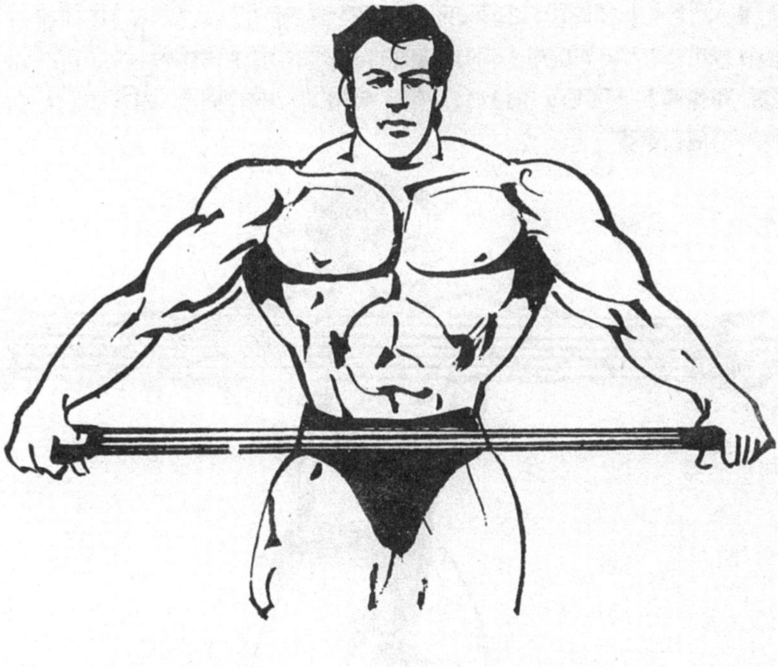

লেগস্ কার্ল (*Legs Curl*)

এক্সপেণ্ডারের একটা দিক বেঞ্চ বা দেওয়ালের হুকে ফাঁসিয়ে দিন! মাটিতে উপুড় হয়ে শুয়ে পড়ুন! এক্সপেণ্ডারের অন্য দিকটা একটা পায়ে ফাঁসিয়ে ওটাকে যতটা সম্ভব টানুন, যাতে আপনার পা আপনার নিতম্ব স্পর্শ করতে পারে! বাকী শরীর মাটির সঙ্গে লেগে থাকবে! শুধু একটা পাকেই গতিশীল রাখুন! এবার ধীরে-ধীরে টান-টান ভাব কম করে স্বাভাবিক অবস্থায় ফিরে আসুন! শুরুতে 6-8 বার করুন এক পা দিয়ে

আর তারপর অন্য পাটা দিয়েও ঠিক এতবারই করুন ! তারপর প্রয়োজন অনুযায়ী বাড়ান !

টুইস্টিং (Twisting)

পা দুটোকে কাঁধের থেকে একটু বেশী দূরত্বে ছড়িয়ে দাঁড়ান ! এক্সপেণ্ডারকে কাঁধের দিকে ধরুন ! তারপর ওটা টানতে-টানতে কোমরকে বাঁ দিকে ঘোরান ! এবার টান-টান ভাবটা কম করে স্বাভাবিক অবস্থায় ফিরে আসুন ! আবার একবার এক্সপেণ্ডার টেনে এবার কোমরকে ডান দিকে ঘোরান ! দু পাশে কোমর ঘোরাবার ব্যায়াম লয়বদ্ধভাবে টাইমিং-য়ের সঙ্গে করুন ! শুরুতে 10-10 বার করুন, তারপর অধিকতম 20-20 বার পর্যন্ত করুন !

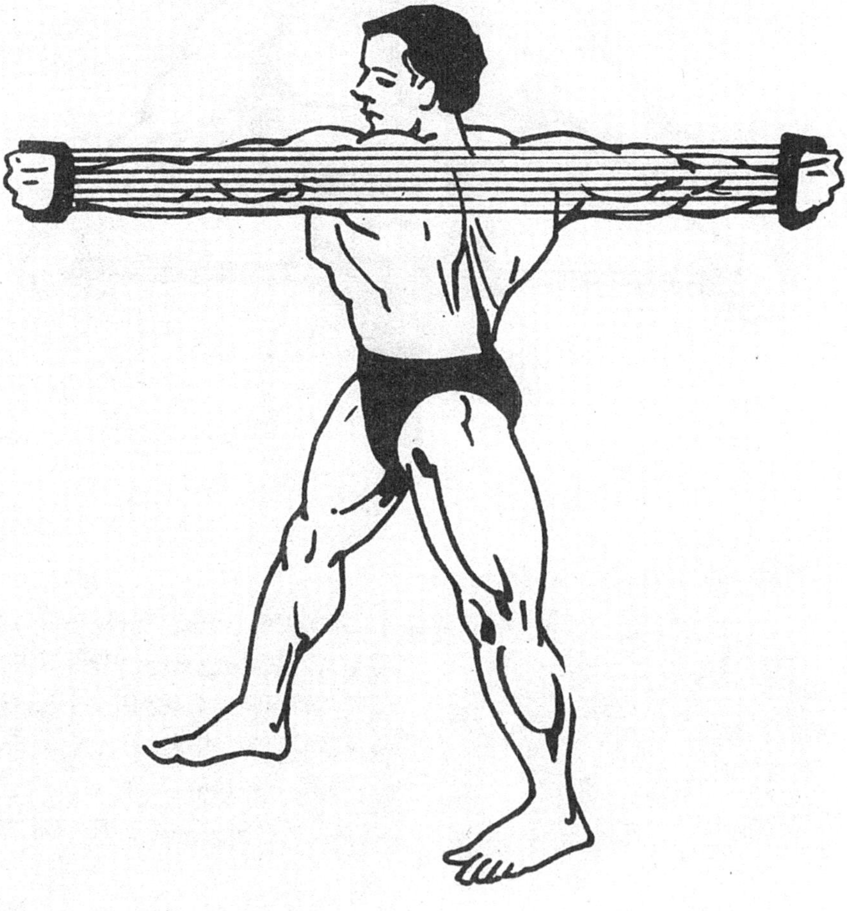

থাই স্ট্রেচিং (Thigh Streching)

মেঝেতে লাগানো হুকে এক্সপেণ্ডারের একটা দিক ফাঁসিয়ে দিন ! নিজে একটা উঁচু টুলে বসে এক্সপেণ্ডারের অন্য দিকটা পায়ে ফাঁসিয়ে নিন – বুক সামনের দিকে করে শরীর টান-টান করে বসুন ! হাত দুটো দিয়ে টুলটাকে শক্ত করে ধরে থাকুন ! এবার ছবিতে যেমনটা দেখানো হয়েছে, পা ওপর দিকে ওঠান... তারপর ধীরে-ধীরে নীচের দিকে নিয়ে যান ! এই ব্যায়ামটা 5-6 বার করুন ! এই ভাবে অন্য পা দিয়েও এই ব্যায়ামটা করুন !

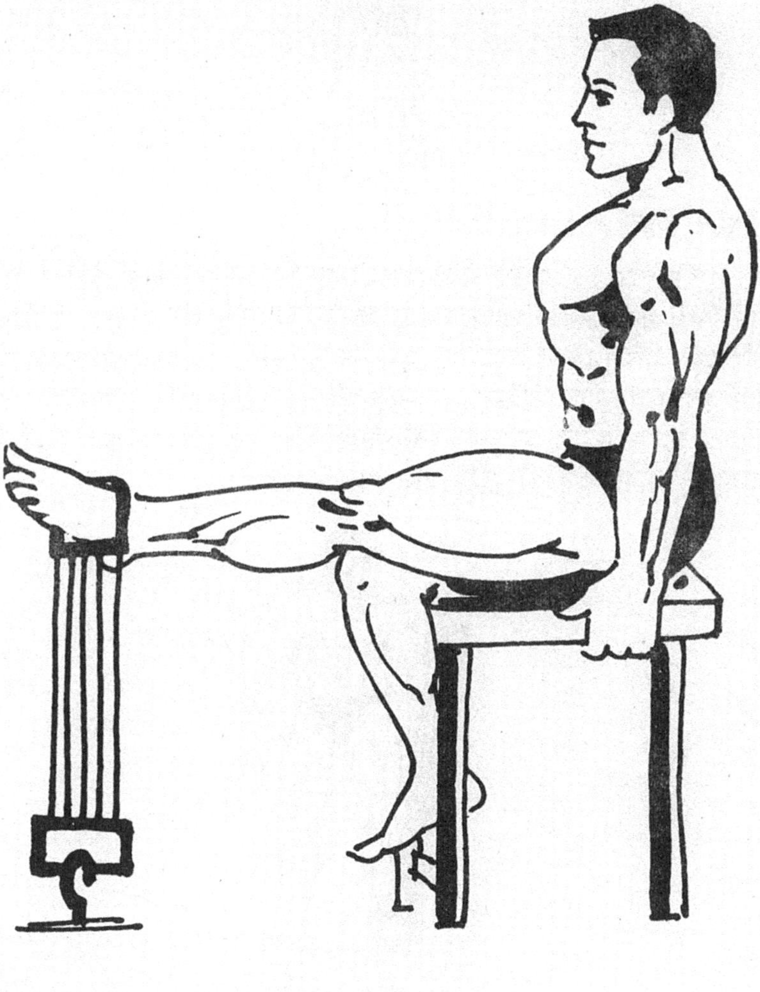

শোল্ডার এক্সপেণ্ডার (Shoulder Expander)

পা দুটোকে কাঁধের সমান চওড়া করে দাঁড়ান। এক্সপেণ্ডারকে কাঁধের পেছনে ধরুন, তারপর ধীরে-ধীরে টেনে দুটো হাতকে দু পাশে সোজা করে দিন। এবার ধীরে-ধীরে টান-টান ভাবটা কম করুন। এই ব্যায়াম শুরুর দিকে 8-10 বার করুন। তারপর অধিকতম 30-32 বার করুন।

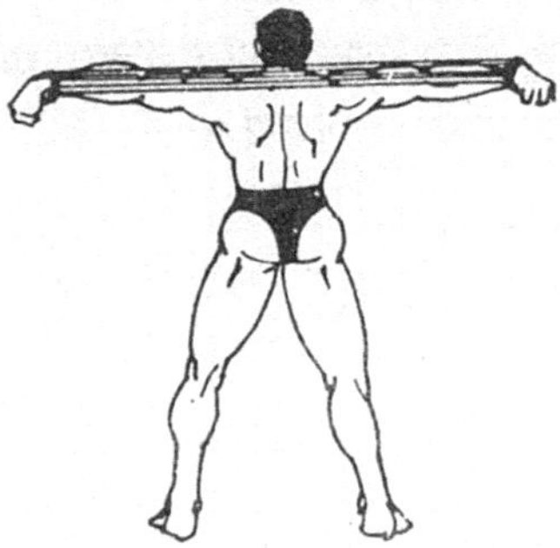

হ্যাণ্ডস কার্ল (Hands Curl)

এক্সপেণ্ডারের একটা দিক একটা পা দিয়ে আর অন্য দিকটা ঐদিকের হাত দিয়ে ধরুন আর মাটিতে শক্ত হয়ে দাঁড়ান। এবার কোমর আর বাকী শরীরকে সোজা রেখে হাতকে ওপর দিকে টানুন। কাঁধ থেকে কনুই পর্যন্ত্য হাত বগলের সঙ্গে সাঁটিয়ে রাখুন। ধীরে-ধীরে টান-টান ভাবটা কম করে আগের মুদ্রায় ফিরে আসুন। এই ব্যায়ামটা দু হাত দিয়ে 4-6 বার করুন, তারপর অধিকতম 18-20 বার পর্যন্ত্য বাড়ান।

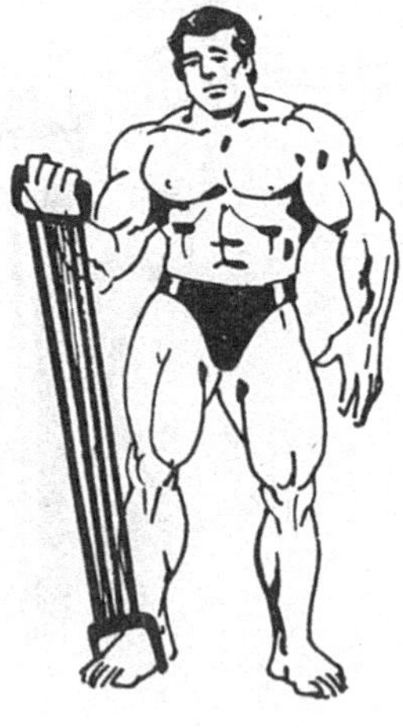

লেগস্ রেইজ (Legs Raise)

একসপেণ্ডারের একটা দিক দেওয়ালে লাগানো হুকে ফাঁসিয়ে দিন! অন্য দিকে মোলায়েম কাপড় জড়িয়ে দুটো পাকে তার ভেতরে ফাঁসিয়ে চিত হয়ে মাটিতে শুয়ে পড়ুন! দুটো হাতের পাতা শরীরের সমান্তরাল ভাবে মাটিতে সাঁটিয়ে দিন! এবার ছবিতে যেমনটা দেখানো হয়েছে, একসপেণ্ডারকে টেনে থাইকে পেটের সঙ্গে স্পর্শ করানোর চেষ্টা করুন, তারপর ধীরে-ধীরে ছেড়ে আগের অবস্হায় ফিরে আসুন! এমনটা 8-10 বার করুন! এই ব্যায়াম নিয়মিত ভাবে করলে বাইরের শরীরের সাথে-সাথে পেটের ভেতরের কল-কব্জাও সুস্হ হয়ে ওঠে!

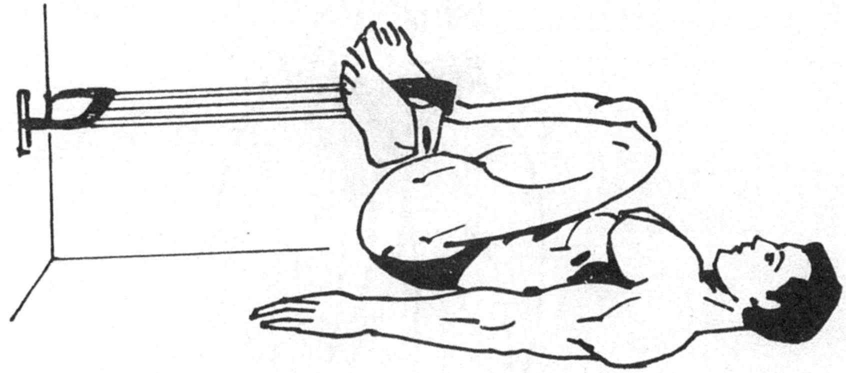

চেষ্ট পুল (Chest Pull)

পা দুটোকে কাঁধের সমান দু পাশে ছড়িয়ে মাটিতে শক্ত হয়ে দাঁড়ান! একসপেণ্ডারকে বুকের সামনে ধরে ধীরে-ধীরে এতটা টানুন, যাতে আপনার দুটো হাত দু পাশে একদম সোজা হয়ে পড়ে! এই অবস্হায় নিজের বুককে সামনের দিকে বের করুন এবং দু পায়ের পাতার ওপর ভর করে দাঁড়ান! এবার ধীরে-ধীরে একসপেণ্ডারের টান-টান ভাব কম করে বুক সোজা করুন এবং পায়ের গোড়ালি আবার মাটিতে লাগিয়ে নিন! এই ব্যায়াম শুরুতে 10-12 বার করুন, তারপর ধীরে-ধীরে বাড়ান!

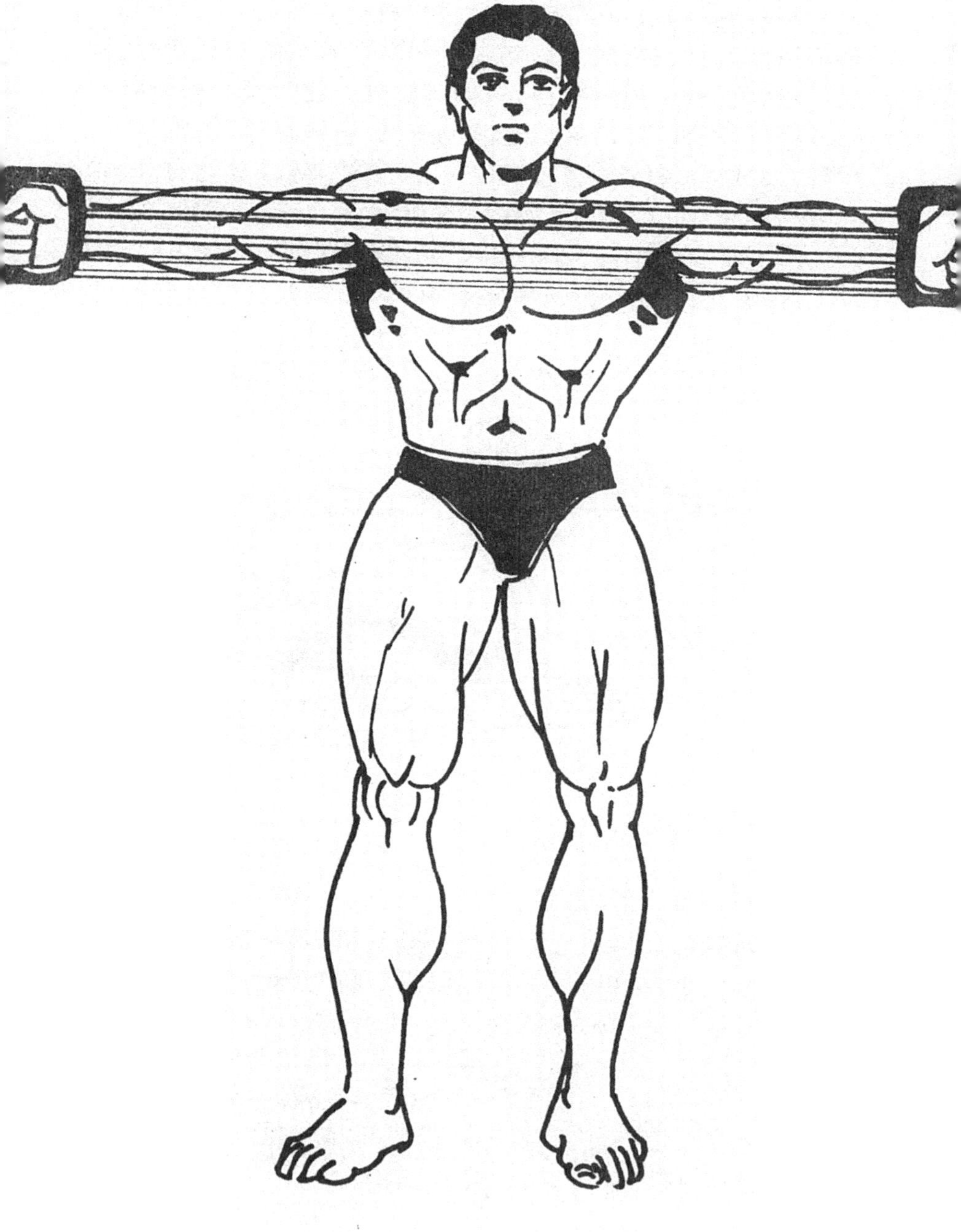

<5>

হাতের ব্যায়াম

বডি বিল্ডিংয়ে শরীরের শক্তির সাথে-সাথে হাতের শক্তিও অত্যন্ত জরুরী ! বেশীর ভাগ ব্যায়ামকারী সাধারনতঃ শরীরের ওপরেই বেশী দৃষ্টি দেন ! হাতকে ওনারা গৌন বলে মনে করেন... কিন্তু বাস্তবিকতা হল এটা যে, শরীরের সেই সব অঙ্গের ওপরে বেশী করে দৃষ্টি দেওয়া উচিত, যেসব অঙ্গগুলো বাইরে থেকে দেখতে পাওয়া যায় ! হাতের মাংসপেশী থেকেই শরীরের আভ্যন্তরীন গঠনের ব্যাপারে জানতে পারা যায় ! সুতরাং, প্রতিটি ব্যায়ামকারীরই নিজের হাতকে সুপুষ্ট করে তোলার দিকে সমান রূপে দৃষ্টি দেওয়া উচিত ! এই অধ্যায়ে আমরা হাতের কিছু উপযোগী ব্যায়ামের উল্লেখ করছি !

রিভার্স কার্ল (Reverse Curl)

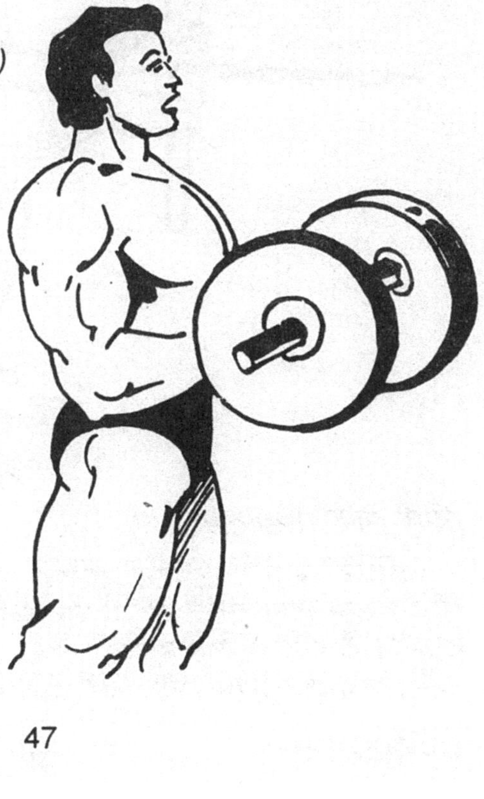

পা দুটোকে দু পাশে ছড়িয়ে, পিঠকে পেছন দিকে কিছুটা ঝুঁকিয়ে দাঁড়ান! একটা ভারী বারবেল তুলে কাঁধ থেকে কনুই পর্যন্ত্য হাতকে বগলের সঙ্গে সাঁটিয়ে নিন আর বাকী হাতের সাহায্যে বারবেলকে বুকের দিকে ওঠান... তারপর ধীরে-ধীরে নীচের দিকে নামিয়ে আনুন! এই ব্যায়াম করার সময় আপনার বাকী শরীর টান-টান এবং নিষ্ক্রিয় থাকা উচিত! শুরুতে 6-8 বার করে 4-5 সেট করুন, তারপর বাড়ান!

পুলি কার্ল (Pully Curl)

পিলারে লাগানো পুলির ওজন সেট করে সোজা হয়ে দাঁড়িয়ে ওটার হাতল ধরে কাঁধের দিকে যতটা পারেন টানুন! এই ব্যায়ামটাই এবার বসে করুন! শুরুতে 10-12 বারের 4-5 সেট করুন!

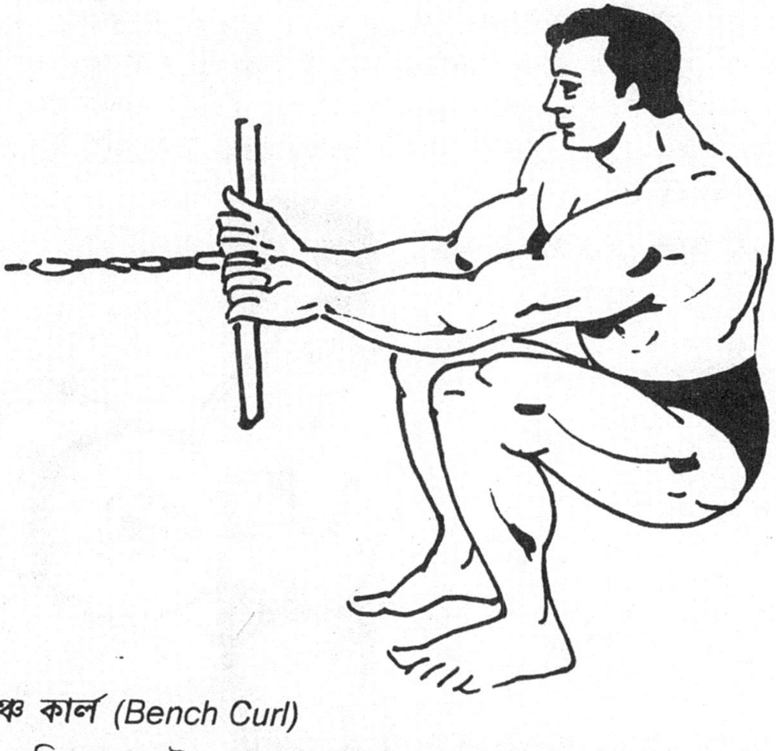

বেঞ্চ কার্ল (Bench Curl)

ছবিতে যেমনটা দেখানো হয়েছে, কোন বেঞ্চের ওপরে উপুড় হয়ে শুয়ে পড়ুন আর একটা হাল্কা বারবেলকে কাঁধের উচ্চতা পর্যন্ত্য ওঠান, তারপর ধীরে-ধীরে নীচে নামিয়ে রাখুন! এই সময় আপনার কনুই মুড়ে যাবে, কিন্তু হাত দিয়ে মাটি স্পর্শ করবেন না! শুরুতে 4-6 বারের 2 সেট

করুন, তারপর বাড়াতে থাকুন!

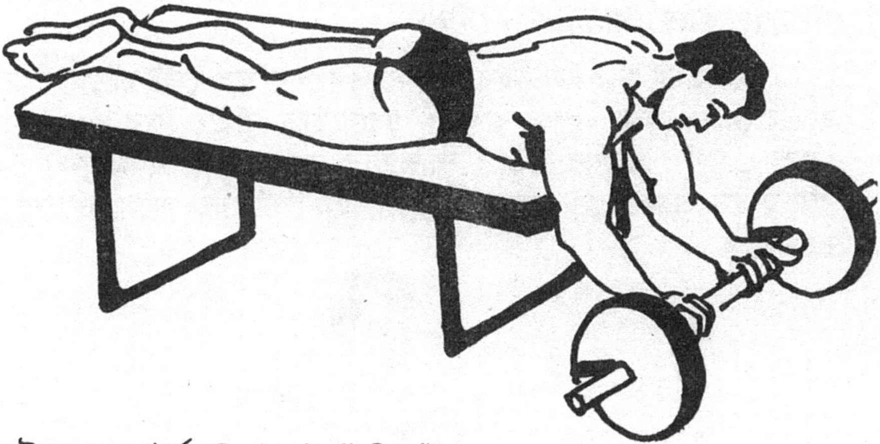

স্যুইংবেল কার্ল (Swingbell Curl)

বেঞ্চের ওপরে কিছুটা ঝুঁকে বসে পড়ুন! স্যুইংবেলকে ছবিতে যেমনটা দেখানো হয়েছে, দু হাত দিয়ে ধরুন! কাঁধ থেকে কনুই পর্যন্ত্য হাতকে বগলের সঙ্গে সাঁটিয়ে রাখুন! কনুই থাইয়ের ওপর থাকবে আর দুটো হাত কনুই না উঠিয়ে, বুকের দিকে নিয়ে যান এবং ঐ ভাবেই নীচের দিকে

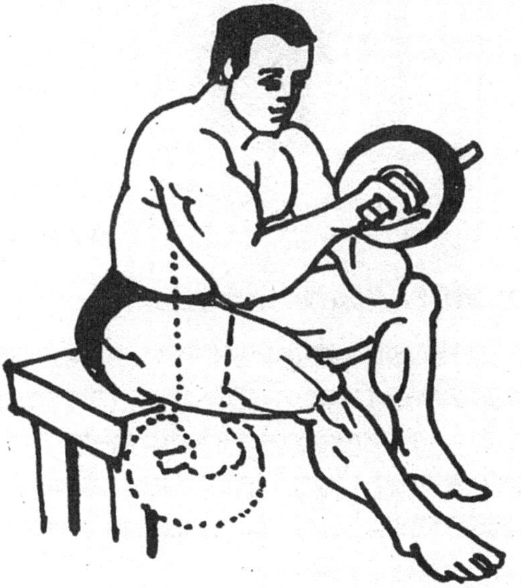

নিয়ে যান! 10-12 বার করুন আর একটু থেমে 4 সেট ব্যায়াম করুন!

স্ট্যাণ্ডিং কার্ল (*Standing Curl*)

একটা ভারী ডাম্বেল নিয়ে কোন দেওয়ালের সঙ্গে সেঁটে দাঁড়ান! অন্য হাতটা কোন টুলের ওপরে রাখুন! এবার হাত ঘুরিয়ে ধীরে-ধীরে বুকের দিকে ওঠান! তারপর ঐভাবে স্বাভাবিক অবস্থায় ফিরে আসুন! 5-6 বার করুন আর 5 সেট করুন! এই ব্যায়ামে দ্বিশিরক মাংসপেশী সুপুষ্ট হয়ে ওঠে!

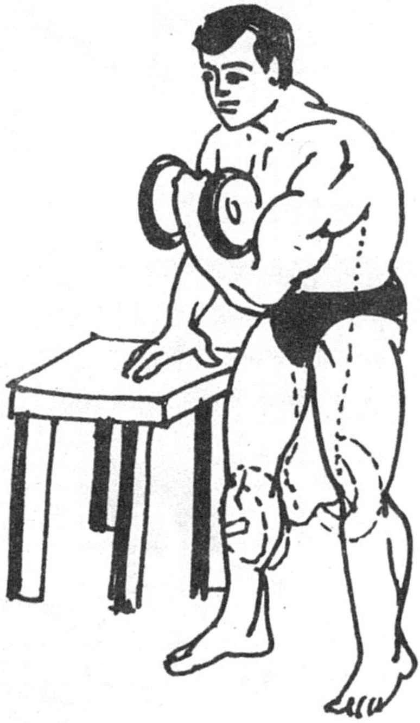

সিঙ্গল হ্যাণ্ড কার্ল (*Single Hand Curl*)

টুলে বসে একটা কম ওজনের ডাম্বেল এক হাতে ধরুন! কাঁধ থেকে কনুই পর্যন্ত্য হাত বগলের সঙ্গে সাঁটিয়ে রাখুন! বাকী হাত দিয়ে ডাম্বেলকে বুক পর্যন্ত্য ওঠান! ওপরে ওঠাবার সময় হাতকে ভেতরের দিকে ঘুরিয়ে দিন! প্রথমে এক হাত দিয়ে 10-12 বার করুন, তারপর অন্য হাত দিয়েও এতবারই করুন! ঐই ভাবে 4-4 সেট করুন, তারপর শরীরের শক্তি অনুযায়ী বাড়িয়ে চলুন!

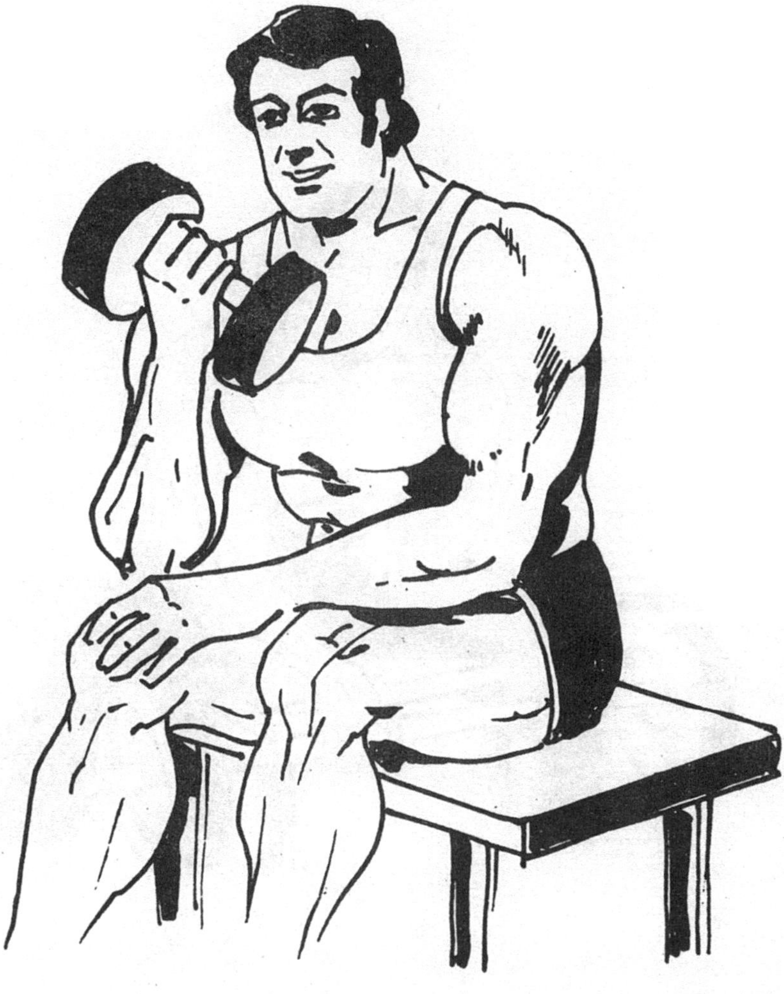

রিস্ট কার্ল (Wrist Curl)

ছবিতে যেমনটা দেখানো হয়েছে, একটা টুলে হাত রেখে আর ডাম্বেল ধরে বসে পড়ুন! এবার ডাম্বেল যতটা পারেন, ওপর দিকে ওঠান! চরম অবস্থায় আসার পরেও আপনার কনুই যেন টুল থেকে ওপরে না উঠে আসে! কিছুক্ষন ডাম্বেল ওপরে রাখার পরে ধীরে-ধীরে নীচে নামিয়ে আনুন! 6-8 বারের 4 সেট করুন!

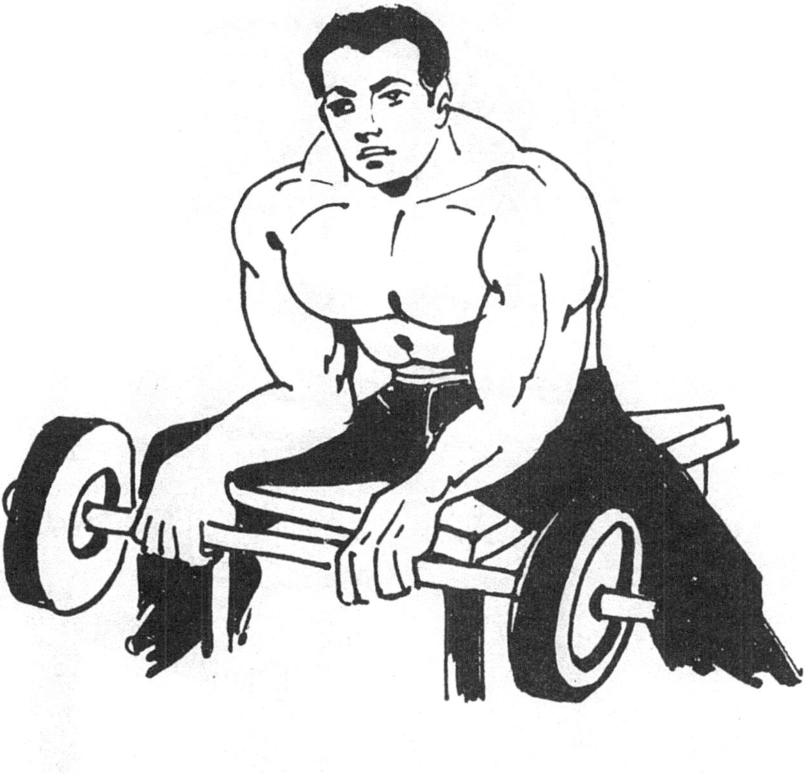

ট্রাইসেপ্স্ এক্সটেনশন (Triceps Extension)

পা দুটোকে মাটিতে রেখে বেঞ্চের ওপরে বসুন ! হাত দুটোকে ওপরে সোজা করে ধরে কারো সহায়তায় বারবেল ধরুন আর তারপর কনুই মুড়ে ধীরে-ধীরে ওটাকে মাথার পেছনে নিয়ে যান ! কয়েক মুহূর্ত থেমে থাকার পরে বারবেলকে ঠিক ঐ রাস্তা দিয়েই আবার বুকের ওপরে নিয়ে আসুন ! এই ব্যায়ামটা 5-6 বার করুন আর কিছুক্ষন বিশ্রাম করে নেবার পরে 4 সেট পর্যন্ত্য করুন ! এই ব্যায়ামে ট্রাইসেপ্স্ (ত্রিশিরক) পুষ্ট হয় !

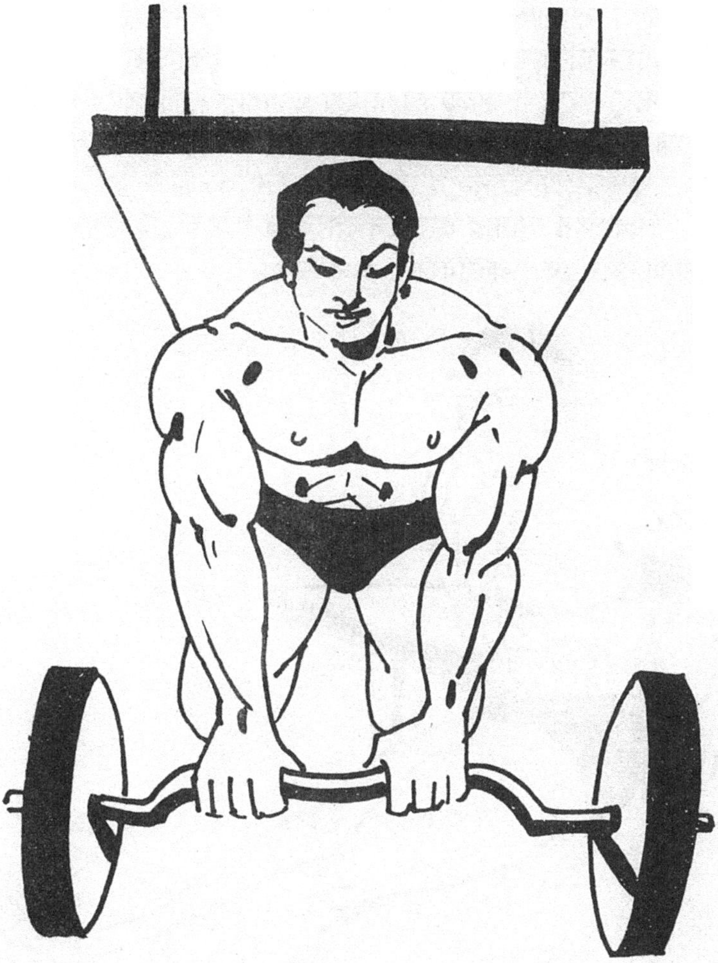

পুলি পুশ ডাউন (Pully Push Down)

পুলির ওপরে আশানুরূপ ওজন চাপান ! ওটার হাতল নিজের বুকের উচ্চতায় সেট করুন আর মাটিতে শক্ত হয়ে দাঁড়িয়ে পড়ুন... তারপর হাত দিয়ে পুলিকে থাই পর্যন্ত্য টানুন, তারপর ধীরে-ধীরে ওপরে নিয়ে যান ! এই ব্যায়ামের সময় শরীরের বাকী অংশকে সোজা রাখুন ! শুরুতে 18-20 বার করুন এবং 4-6 সেট করুন !

ডিপস্ পাওয়ার (Dips Power)

ট্রাইসেপ্স মাংসপেশীর উন্নতির জন্য এই ব্যায়ামটা করা হয়! দুটো বেঞ্চকে এমনভাবে রাখুন, যাতে দুটো বেঞ্চের মধ্যেকার দূরত্ব আপনার পায়ের দৈর্ঘ্যের থেকে একটু বেশী হয়! এবার দুটো পাকে একটা বেঞ্চের ওপর আর হাত দুটোকে অন্য বেঞ্চটার ওপরে ছবিতে যেমনটা দেখানো হয়েছে, রাখুন এবং কনুই মুড়ে নিতম্বকে নীচে মাটির সঙ্গে স্পর্শ করান... তারপর আবার হাত সোজা করে দিন! এই ভাবে হাতের দূরত্ব কমিয়ে-বাড়িয়ে বেশ কয়েকটা সেট করুন!

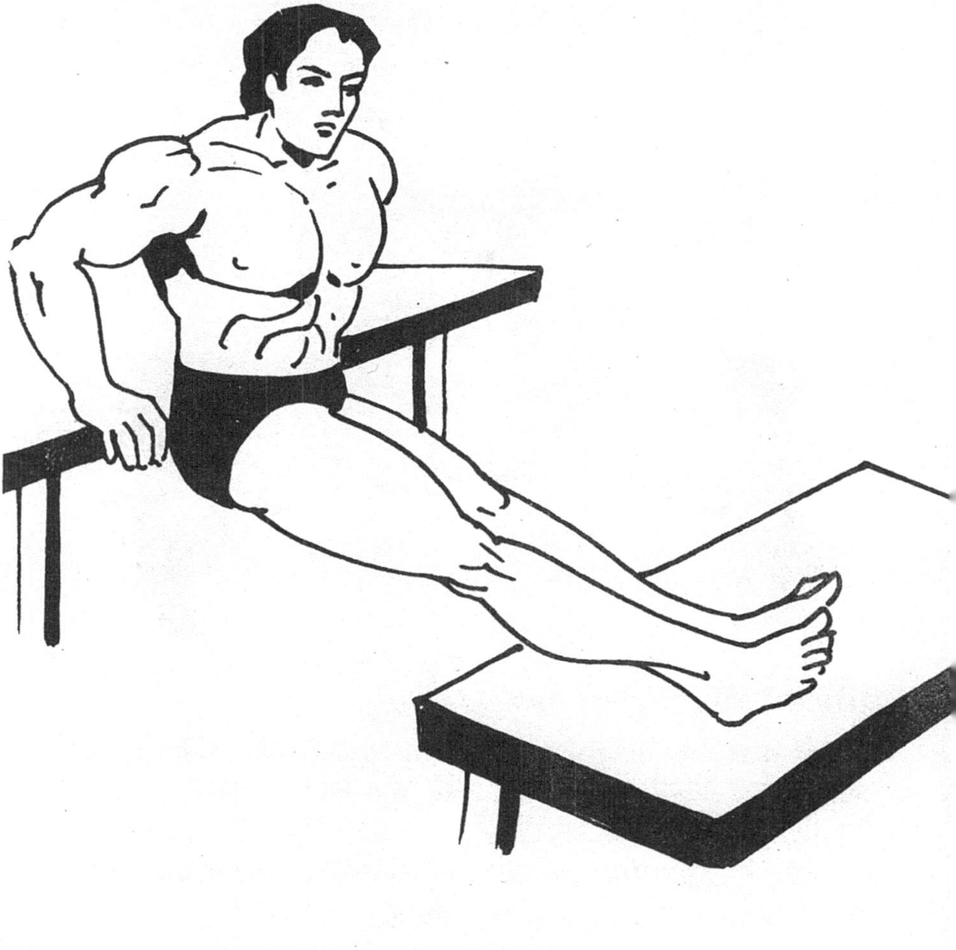

<6>

বুকের ব্যায়াম

উন্নত বক্ষ যে কোন ব্যক্তির ব্যক্তিত্বকে প্রভাবশালী করে তোলে! নিয়মিত ব্যায়ামে বক্ষকে উন্নত আর আশানুরূপ আকার প্রদান করা যেতে পারে! মনে রাখবেন যে, ব্যায়ামের পরে সমুচিত বিশ্রাম অত্যন্ত আবশ্যক! খুব বেশী ব্যায়াম করে শীঘ্র লাভ প্রাপ্ত করার আশা করতে যাবেন না, তাহলে লাভের বদলে ক্ষতিই হবে! এই অধ্যায়ে আমরা বুকের সমুচিত উন্নতির জন্য কিছু উপযোগী ব্যায়ামের উল্লেখ করছি! এই ব্যায়ামগুলো নিয়মিত ভাবে করুন আর নিজের চোখে লাভ দেখুন!

***ডাম্বেল প্রেস** (Dumbbell Press)*

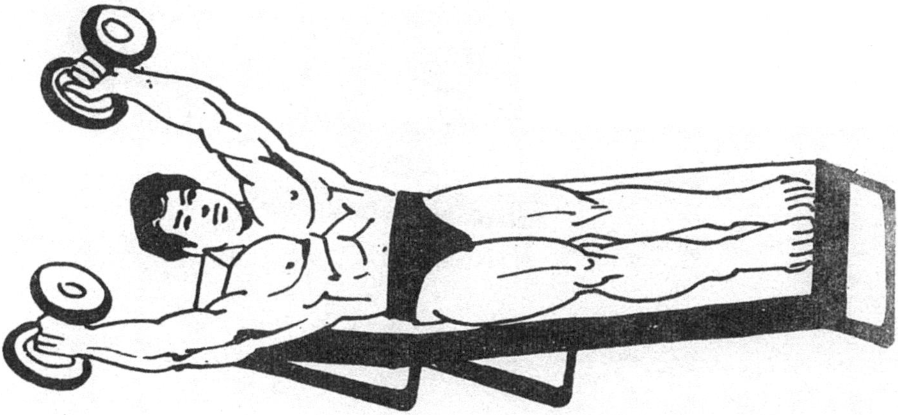

ইনক্লাইন (Incline) বেঞ্চে ছবিতে যেমনটা দেখানো হয়েছে, বসে পড়ুন! এবার কারো সহায়তায় ডাম্বেল হাতে নিয়ে বুকের কাছে ধরুন, তারপর ধীরে-ধীরে ছবিতে যেমনটা দেখানো হয়েছে, ওপরে ওঠান! ওপরে কয়েক সেকেণ্ড রেখে আবার আগের অবস্থায় ফিরে আসুন! শুরুতে 4-6 বার করে কিছুক্ষন বিশ্রাম করুন, তারপর 4 সেট করুন! এই ব্যায়ামটা উঠে দাঁড়িয়েও করুন!

বেঞ্চ প্রেস (Bench Press)

ছবিতে যেমনটা দেখানো হয়েছে, বেঞ্চে শুয়ে একটা কম ওজনের বারবেল ওঠান!

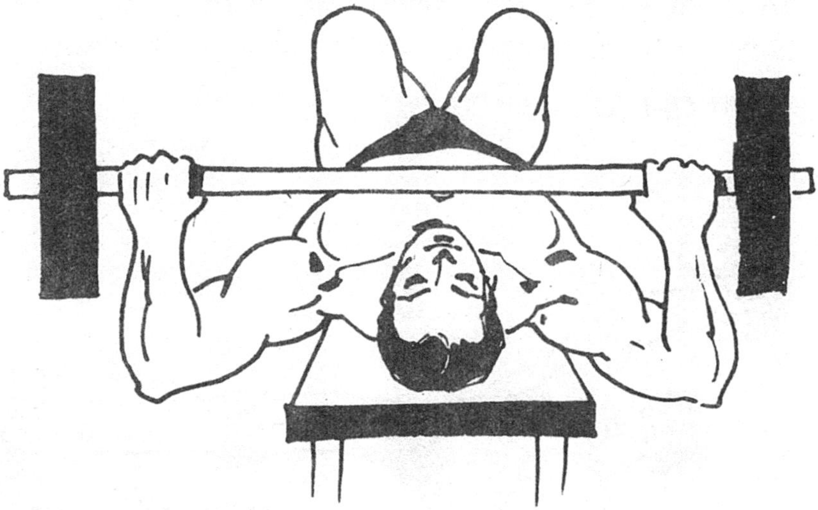

এবার জোর লাগিয়ে বারবেল বুকের ওপরে ওঠান! তারপর, এই ভাবে আবার স্বাভাবিক অবস্থায় ফিরে আসুন!

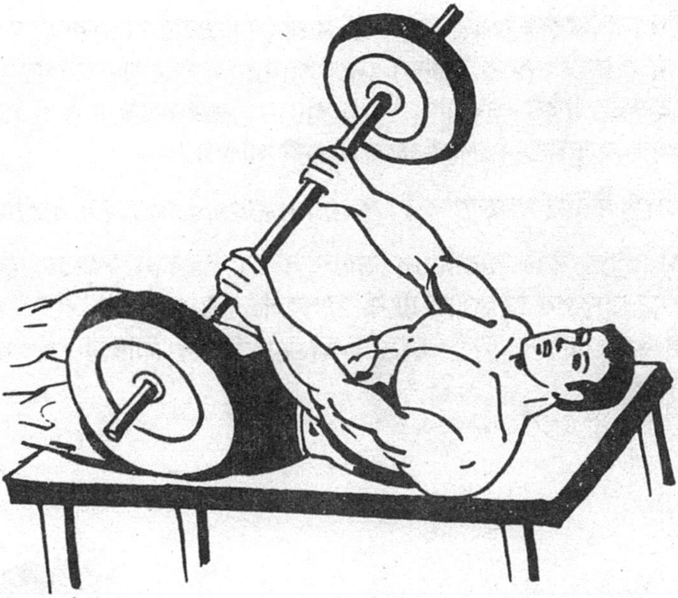

এটা বুকের উন্নতির জন্য এক অত্যন্ত উপযোগী ব্যায়াম! শুরু-শুরুতে এই ব্যায়ামটা কোন সমতল বেঞ্চের ওপরে শুয়ে করুন, তারপর মাথার দিকে উঁচু বা নীচু বেঞ্চে শুয়ে করুন! নিজের শরীরের শক্তি অনুযায়ী ওজন আর সেট বাড়ান!

ল্যাটেরাল রেইজ (Lateral Raise)

কোন কম ওজনের বারবেল নিয়ে এক সমতল বেঞ্চে শুয়ে পড়ুন!

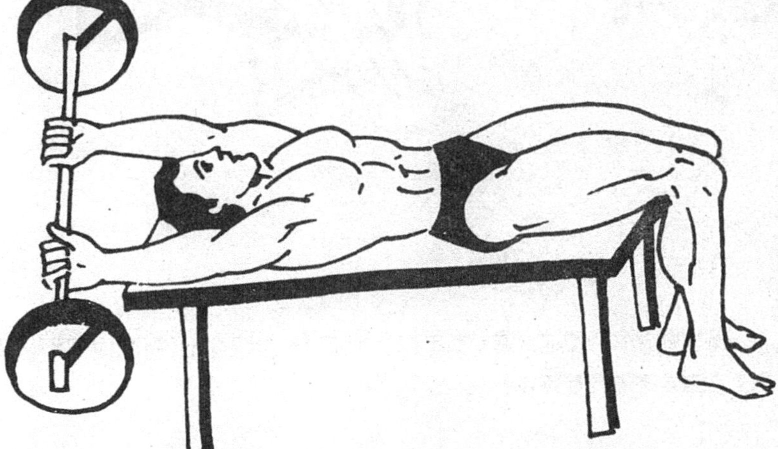

বারবেলকে নিজের বুকের সঙ্গে সাঁটিয়ে রাখুন! এবার অর্দ্ধবৃত্তাকারে বারবেলকে মাথার পেছনে (ছবি দেখুন) নিয়ে যান! কয়েক মুহূর্ত থেমে ঐ রাস্তা দিয়েই স্বাভাবিক অবস্থায় ফিরে আসুন! শুরুর দিকে 4-5 বার করুন, তারপর কিছুক্ষন বিশ্রাম করে 4 সেট লাগান!

বেঞ্চ প্রেস উইথ ডাম্বেল *(Bench Press with Dumbbell)*

দু হাতে দুটো ওজনদার ডাম্বেল নিয়ে কোন সমতল বেঞ্চে শুয়ে পড়ুন, তারপর নিঃশ্বাস টেনে ডাম্বেল দুটোকে ওপর দিকে সোজা করে ধরুন আর তারপর শ্বাস ছাড়তে-ছাড়তে হাতকে আবার আগের অবস্থায় নিয়ে যান!

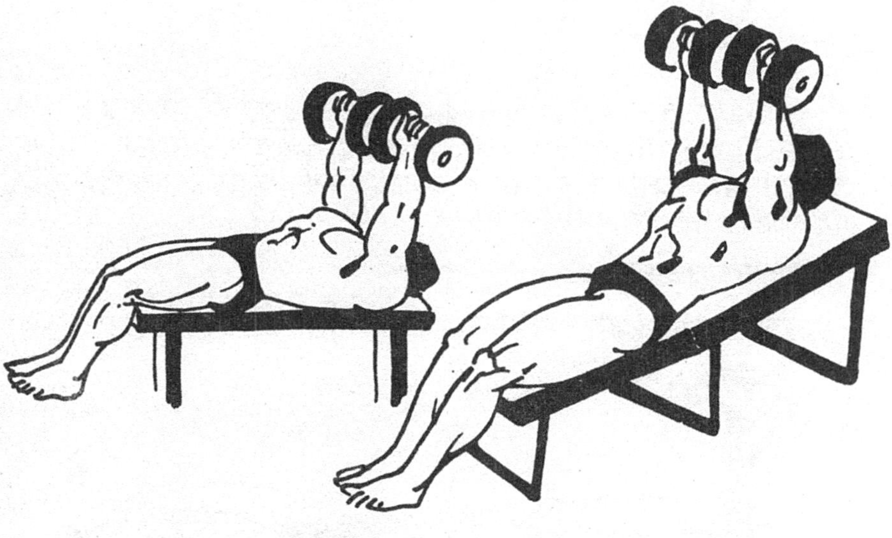

এই ব্যায়াম প্রথমে সমতল বেঞ্চে করুন, তারপর মাথার দিকে উঁচু বা নীচু বেঞ্চে শুয়ে করুন!

পেক-ডেক ফ্লাই (Pec-dec Fly)

মেশিনের সীটকে নিজের উচ্চতা অনুযায়ী সেট করুন! দুটো হাতকে মেশিনের পেড্‌সে ফাঁসিয়ে নিন! বুক টান-টান করে রাখুন আর কোমর

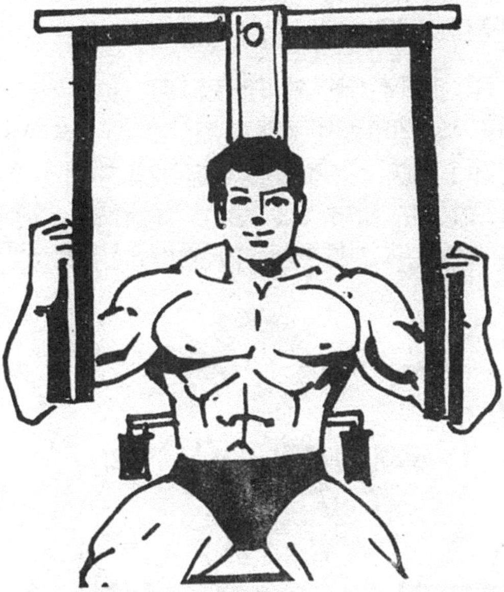

সোজা রাখুন! এবার শরীরকে না নাড়িয়ে দুটো হাতকে পরস্পরের কাছাকাছি নিয়ে আসুন! ঐই অবস্থায় দুটো পেড্‌স পরস্পরের সঙ্গে মিলে যাবে! এটা

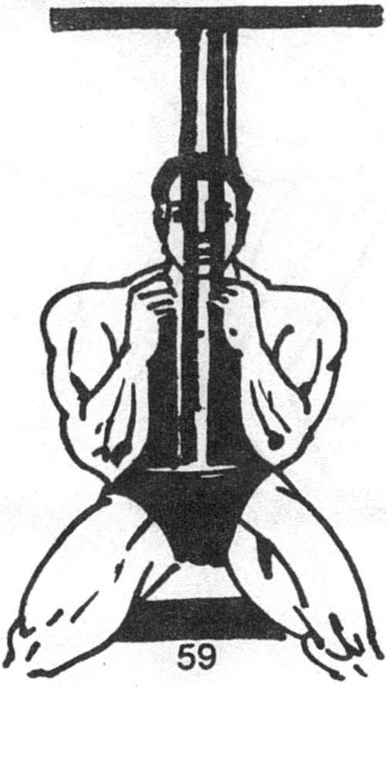

হচেছ ব্যায়ামের শেষ পর্যায়! কয়েক মুহূর্ত থেমে আবার ধীরে-ধীরে আগের অবস্থায় ফিরে আসুন! শুরুর দিকে এই ব্যায়াম 8-10 বার করে 5 সেট করুন... তারপর বাড়িয়ে চলুন!

ব্রেদিং স্কোয়াট (Breathing Squate)

কাঠের একটা পাটাতনকে গোড়ালির নীচে রেখে দাঁড়ান! কাঁধের ওপর সামর্থ্য অনুযায়ী ওজনদার বারবেল ধরে রাখুন! আপনার হাতের তালু যেন ছবি অনুযায়ী থাকে! এবার দম বন্ধ করে রেখে বৈঠক লাগান! উঠে দাঁড়িয়ে শ্বাস ছাড়ুন আর এই ভাবে ব্যায়ামটার পুনরাবৃত্তি করুন! শুরুতে 8-10 বারের 4 সেট লাগান! তারপর ধীরে-ধীরে বাড়ান!

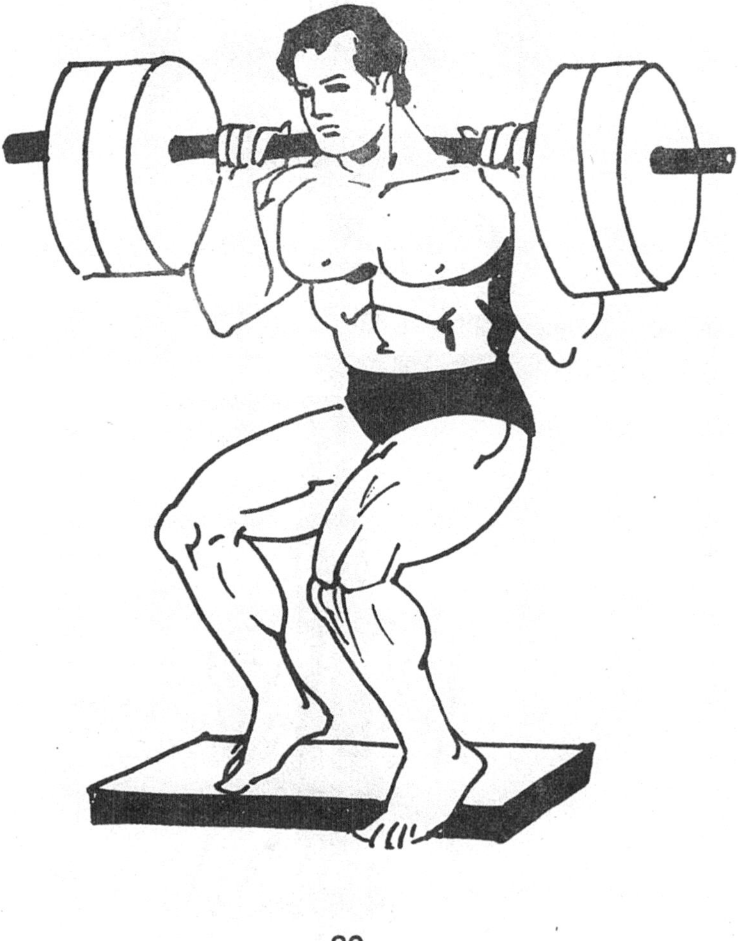

7

কোমরের ব্যায়াম

কোমর শরীরের ওপরের অংশের ভিত্তি হয়! আকর্ষক কোমর দ্বারাই ওপর দিকের বক্ষস্হলের সৌন্দর্য্য স্পস্ট দেখতে পাওয়া যায়! যদি কোমরও বুকের মত দেখায়, তাহলে শরীরের ওপরের ভাগের সৌন্দর্য্য প্রায় শেষ হয়ে পড়ে! সুতরাং, এই অধ্যায়ে দেওয়া ব্যায়ামগুলো নিয়মিত রূপে করে নিজের কোমরকে সুন্দর করে তুলুন!

সিঙ্গল আর্ম ডাম্বেল (Single Arm Dumbbell)

ছবিতে যেমনটা দেখানো হয়েছে, একটা ভারী ডাম্বেল মাটিতে রাখুন! নিজের একটা হাত একটা টেবিলের ওপরে রাখুন! মাথা থেকে কোমর পর্যন্ত্য অংশ টেবিলের সমান্তরাল অবস্হায় রাখুন! এবার ডাম্বেলকে তুলে

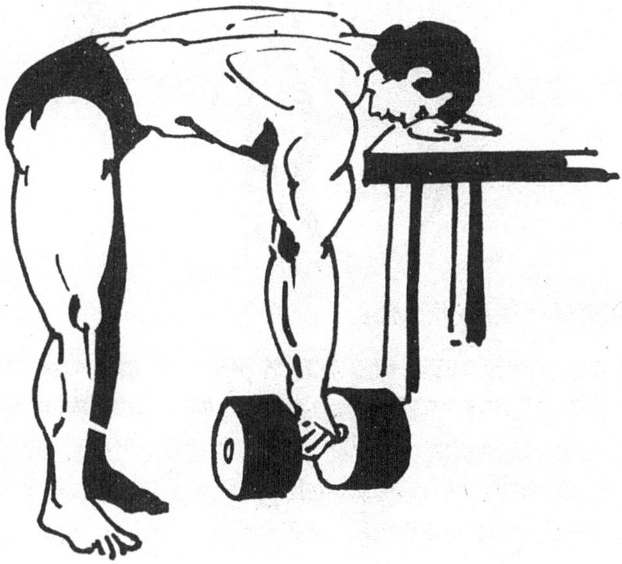

কাঁধের উচ্চতায় নিয়ে আসুন এবং কয়েক মুহূর্ত থেমে থেকে আবার ডাম্বেল নীচে রেখে দিন ! এই ভাবে 10-12 বার করুন ! এই জিনিষটার পুনরাবৃত্তি অন্য হাত দিয়েও করুন ! ব্যায়াম করার সময় কোমর সোজা রাখুন আর শরীরের অন্য কোন অংশ নাড়াবেন না !

বারবেল আপ রোইং (Barbell up Rowing)

বারবেলকে পায়ের কাছে রেখে নিন ! এবার কোমর ঝুঁকিয়ে বারবেল ওঠান এবং বুকের উচ্চতায় নিয়ে আসুন... তারপর আবার মাটিতে রেখে দিন ! এই ব্যায়াম 10-10 বারের 4 সেট করুন ! এই ব্যায়ামে কোমরের মাংসপেশী সুপুষ্ট হয় !

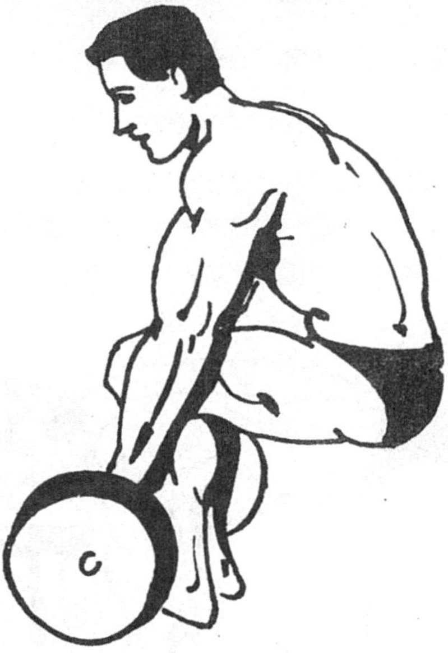

পুলি রোজ (Pully Rows)

ফ্লোর পুলির হাতল ধরে বসে পড়ুন ! পা চেস্ট বারে রাখুন ! এবার হাতল টানতে-টানতে হাত নিজের পেটে ঠেকান ! এটা হচ্ছে ব্যায়ামের চরম পর্যায় ! এই অবস্থায় আপনি কিছুটা পেছনের দিকে ঝুঁকে থাকবেন ! কাঁধ থেকে কনুই পর্যন্ত্য হাত বগলের সঙ্গে সেঁটে থাকবে ! কয়েক মুহূর্ত থেমে আবার শুরুর অবস্থায় ফিরে আসুন ! 10-12 বার করুন আর 4-5 সেট লাগান !

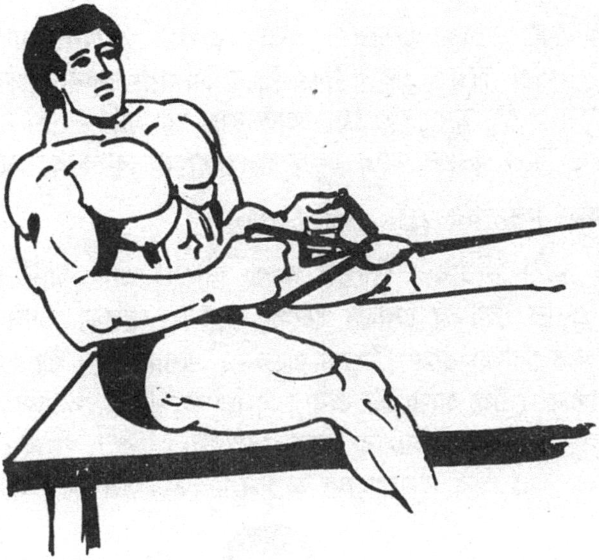

চিনিং দ্য বার (Chining the Bar)

আপনার উচ্চতার থেকে এক ফুট উঁচু বারে ঝুলে হাতের শক্তিতে

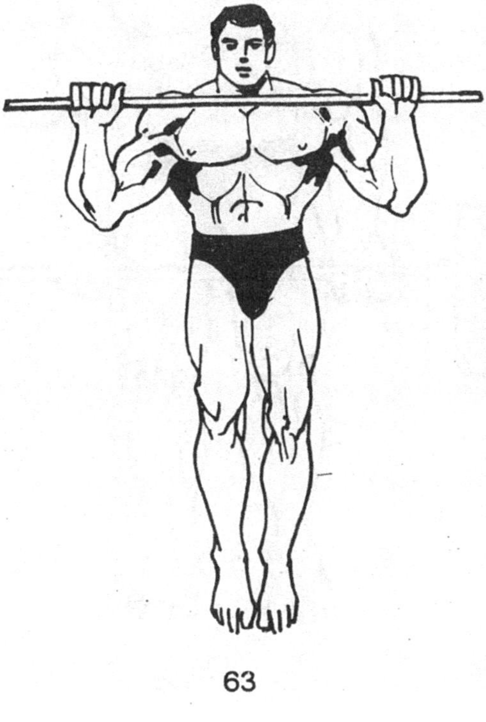

বাকী শরীরকে ওপরে ওঠান! এতটা ওপরে ওঠান, যাতে আপনার থুতনী বার স্পর্শ করে! এবার ধীরে-ধীরে আবার একবার শুরুর অবস্থায় ফিরে আসুন! এই মুদ্রাতেও যেন আপনার পা মাটি স্পর্শ না করে! এই ব্যায়াম 5-6 বার করুন আর কিছুক্ষন বিশ্রাম করে 4 সেট করুন!

বারবেল লিফ্‌টিং (Barbell Lifting)

একটা ভারী বারবেল পায়ের কাছে রাখুন আর মাটিতে শক্ত হয়ে দাঁড়ান! এবার কোমর সোজা রেখে বারবেল ধরুন আর থাই পর্যন্ত্য বারবেল তুলে সোজা হয়ে দাঁড়িয়ে পড়ুন! এবার ধীরে-ধীরে বারবেল নীচে নামিয়ে রাখুন! এই ব্যায়ামটা করার সময় আপনার কোমর যেন টান-টান হয়ে থাকে আর বুক সামনের দিকে বেরিয়ে থাকে! শুরুতে 8-10 বার করুন এবং 3-4 বার পুনরাবৃত্তি করুন – তারপর ধীরে-ধীরে বাড়ান!

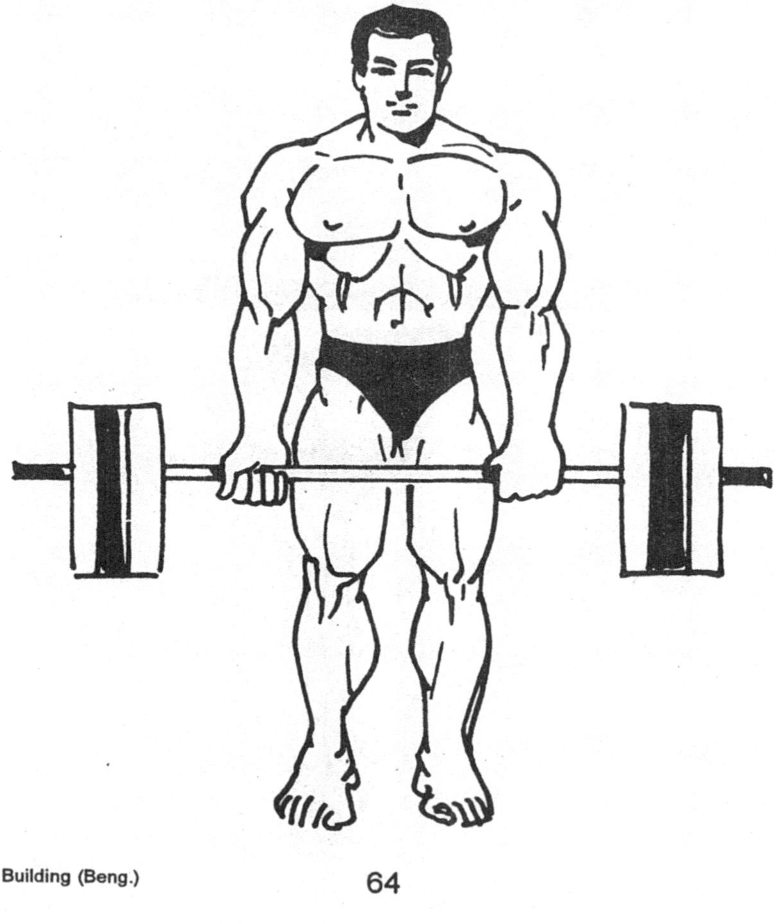

‹৪›

নিতম্বের ব্যায়াম

সুপুষ্ট নিতম্ব যে কোন বডি-বিল্ডারের ব্যক্তিত্বকে আরও বেশী ফুটিয়ে তোলে! 'সুপুষ্ট' কথাটার অর্থ এটা নয় যে, নিতম্ব অত্যন্ত ভারী হবে... বরং নিতম্ব এমন হওয়া উচিত, যার ফলে আপনার স্ফূর্তি-চপলতা কোনভাবেই বাধাপ্রাপ্ত হবে না! এই অধ্যায়ে দেওয়া ব্যায়ামগুলো নিয়মিত করে নিজের নিতম্বকে আকর্ষক বানিয়ে তুলুন!

ষ্টিফ লেগস্ ডেড লিফ্‌টিং (Stiff Legs Dead Lifting)

দুটো ভারী ডাম্বেল নিয়ে দাঁড়ান! এই অবস্থায় আপনার দুটো হাত বগলের সঙ্গে সেঁটে থাকবে আর ডাম্বেল দুটো থাইয়ের কাছে থাকবে! এবার ঝুঁকে পড়ে ডাম্বেল মাটির সঙ্গে ঠেকান! পা আর কোমর এই সময় স্থির থাকবে! কয়েক মুহুর্ত থেমে শুরুর অবস্থায় ফিরে আসুন! শুরুতে 10-12 বার করুন আর কিছুক্ষন বিশ্রাম করে 4 সেট লাগান!

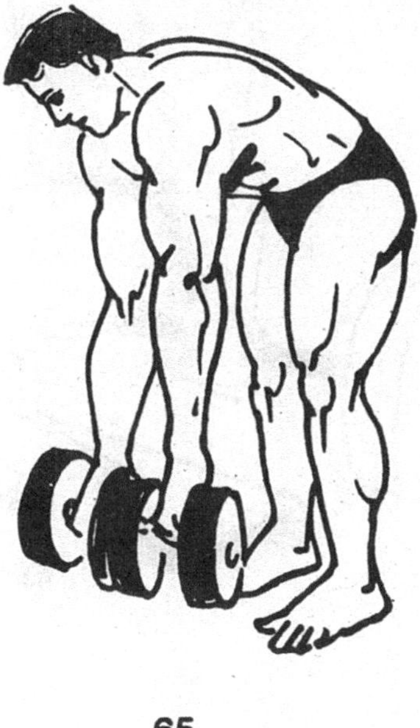

হ্যাক লিফ্‌টিং (Hack Lifting)

মাটিতে একটা পাটাতন রাখুন আর তার ওপর গোড়ালিতে ভর করে দাঁড়িয়ে পড়ুন! নিজের পেছনে একটা ভারী বারবেল রেখে নিন! হাঁটু মুড়ে বারবেলটাকে পেছন থেকে যতটা পারেন, ওপরে ওঠান! তারপর কয়েক মুহূর্ত বারবেল ওপরে ধরে রেখে আবার মাটিতে রেখে দিন! এই ব্যায়ামটা শুরুতে 8-10 বার করুন, তারপর শরীরের শক্তি অনুযায়ী বাড়ান! বারবেলের ওজন ততটাই বেছে নিন, যতটা আপনি ওঠাতে পারবেন!

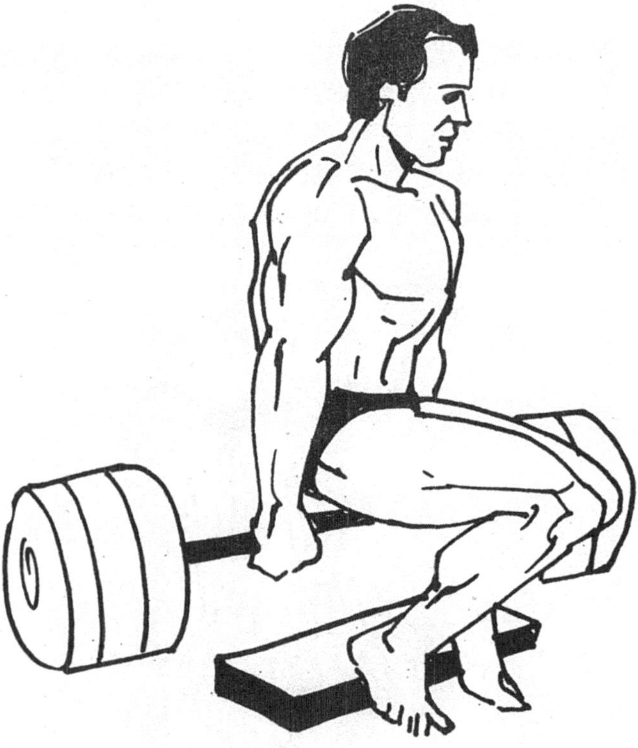

ফ্রন্ট স্কোয়েটিং (Front Squating)

পা দুটো কাঁধের সমান দু পাশে ছড়িয়ে মাটিতে শক্ত হয়ে দাঁড়ান! একটা ভারী বারবেলকে কাঁধের সমান্তরাল অবস্থায় ধরুন এবং কোমরকে না মুড়ে স্কোয়েট (ডন-বৈঠক) করুন! শুরুতে 8-10 বার করুন! তারপর কিছুক্ষন বিশ্রাম করে 4 সেট করুন! নিতম্বকে আকর্ষক করে তুলতে এই ব্যায়াম অত্যন্ত উপযোগী!

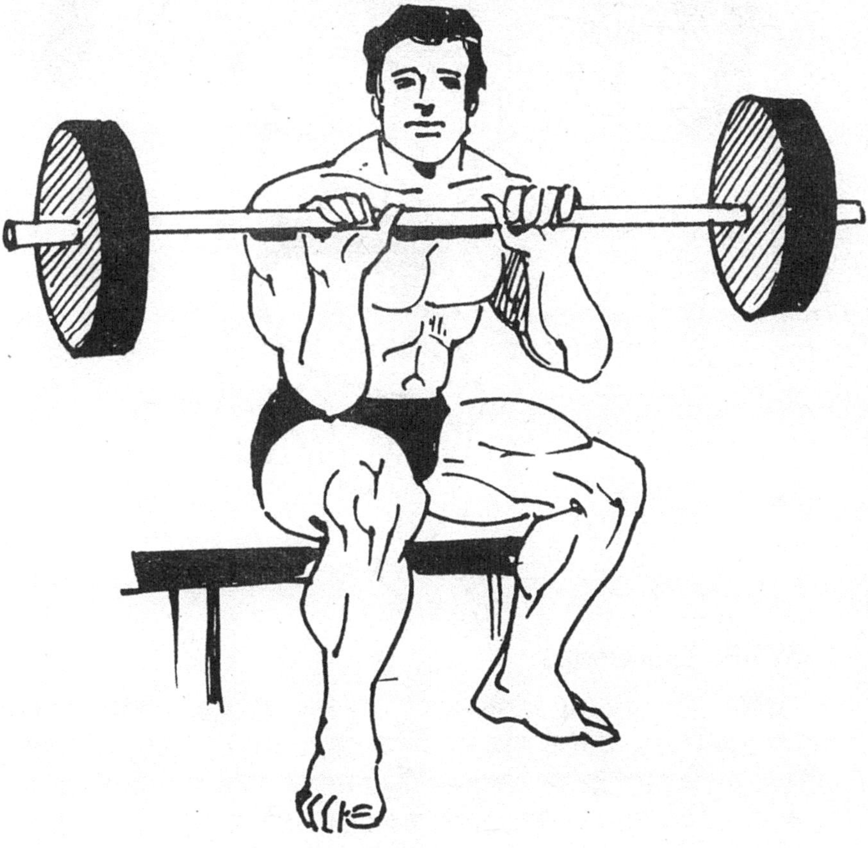

লাঞ্জেস (Lunges)

নিজের শক্তি অনুযায়ী একটা বারবেলকে কাঁধের ওপরে ধরে রাখুন! এবার নিজের একটা পাকে পেছন দিকে করে ধীরে-ধীরে মুড়ুন আর হাঁটু মাটির সঙ্গে স্পর্শ করান! এই অবস্থায় আপনার অন্য পা-টাও হাঁটু থেকে মুড়ে যাবে (ছবি দেখুন)! এবার ধীরে-ধীরে স্বাভাবিক অবস্থায় ফিরে আসুন! এই ব্যায়ামটা দুটো পায়েই 8-10 বার করে করুন এবং 4-4 সেট করুন!

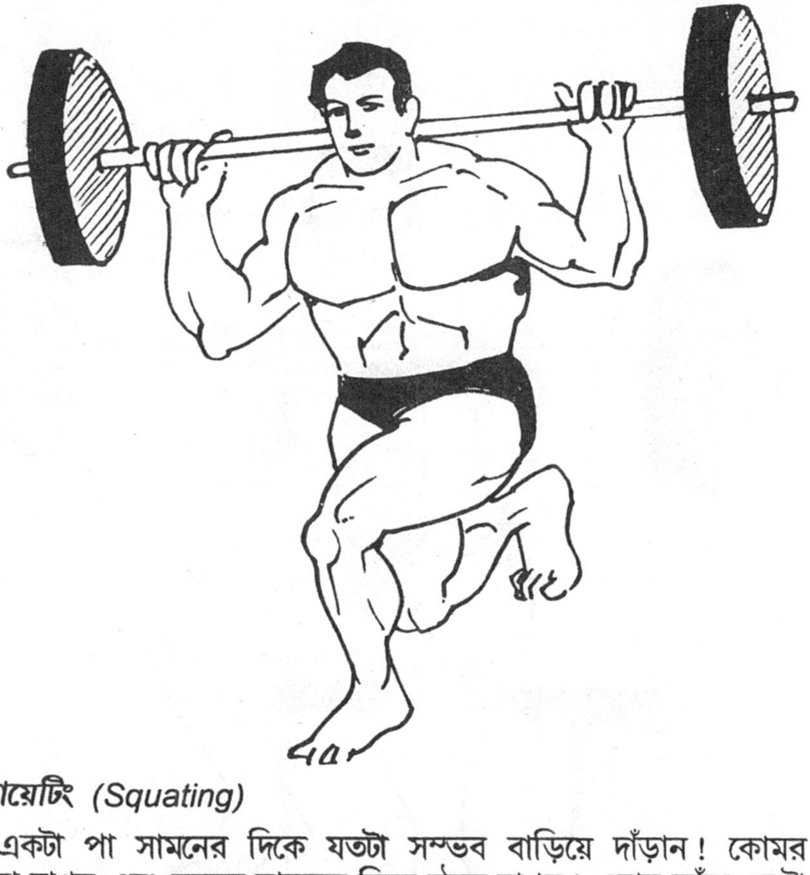

স্কোয়েটিং (Squating)

একটা পা সামনের দিকে যতটা সম্ভব বাড়িয়ে দাঁড়ান! কোমর সোজা রাখুন এবং বুককে সামনের দিকে ঠেলে রাখুন! এবার কাঁধে একটা ভারী বারবেল রেখে বৈঠক লাগান! নীচে নামার সময় পায়ের পাতা ওপর দিকে করে নিন আর ওপরে ওঠার সময় গোড়ালি মাটিতে ঠেকান! শুরু-শুরুতে 6-8 বারের 4 সেট করুন! এই ব্যায়ামটা করার সময় কোমরে এক্সারসাইজ বেল্ট বেঁধে নিতে ভুলবেন না!

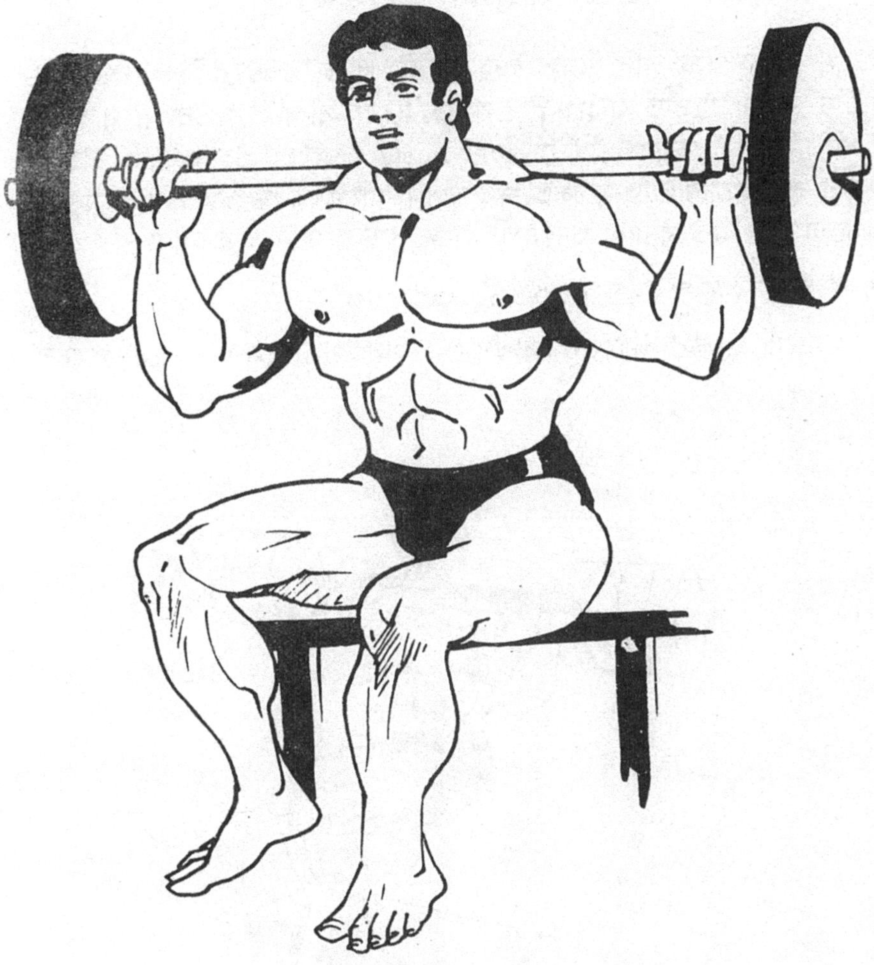

<9>

থাইয়ের ব্যায়াম

সুন্দর, সুপুস্ট আর উন্নত থাই প্রতিটা বডি-বিল্ডারেরই স্বপ্ন হয়! উন্নত শরীর উন্নত থাইয়ের ওপরেই টিকে থাকে! সুতরাং, থাইয়ের সৌন্দর্য্যের প্রতি সজাগ দৃষ্টি দেওয়াটা অত্যন্ত জরুরী! এই অধ্যায়ে থাইকে উন্নত করে তোলার জন্য কিছু গুরুত্বপূর্ণ ব্যায়ামের উল্লেখ করা হয়েছে! এগুলো নিয়মিত করলে আপনার থাই পুস্ট হয়ে উঠতে পারে!

***বারবেল স্কোয়েটিং** (Barbell Squating)*

মাটিতে একটা পাটাতন রাখুন! এবার পাটাতনের ওপরে পায়ের

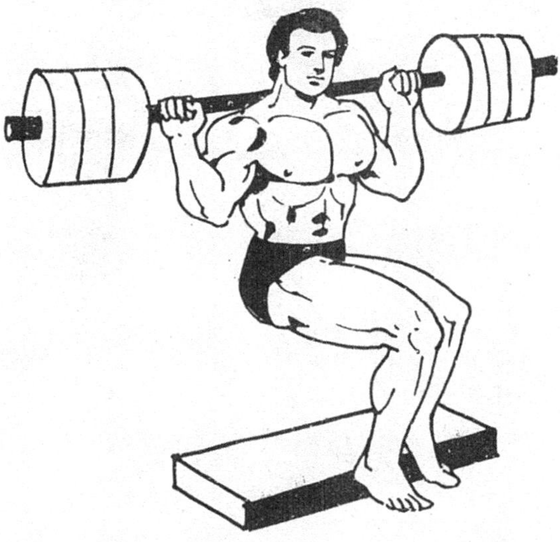

গোড়ালি আর মাটিতে পায়ের পাতা রেখে দাঁড়ান! কাঁধের ওপরে একটা ভারী বারবেল রাখুন! এবার কোমর সোজা রেখে অর্ধেক বৈঠক লাগান! এই অবস্থায় আপনার থাই মাটির সঙ্গে সমান্তরাল হয়ে থাকবে! কয়েক মুহুর্ত এই অবস্থায় থেকে আবার সোজা হয়ে দাঁড়িয়ে পড়ুন! 8-10 বার করুন, কিছুক্ষন বিশ্রাম করে 4 সেট করুন! শুরু-শুরুতে এই ব্যায়ামটা করতে একটা সমস্যা দেখা দিতে পারে! সুতরাং ততটাই নীচে হোন, যতটা আপনি হতে পারবেন!

থাই এক্সটেনশন *(Thigh Extension)*

পায়ে আয়রণ বুট (লোহার জুতো) পরে কোন টুলের ওপরে বসে পড়ুন! হাত দুটোকে নিতম্বের পাশে টুলের ওপরে রাখুন! কোমর সোজা রাখুন! এবার একটা পা ধীরে-ধীরে নীচের দিক থেকে ওপর দিকে (যতটা পারেন) ওঠান! পা-টাকে শূণ্যেই ধরে রাখুন! অন্য পা আর বাকী শরীর স্হির রাখুন! কিছুক্ষন বিশ্রাম করে পা নীচে নামিয়ে আনুন আর এবার অন্য পা দিয়ে এই জিনিষটার পুনরাবৃত্তি করুন! এই ভাবে এক-একটা পা দিয়ে 10-10 বার করুন আর 5-5 সেট লাগান!

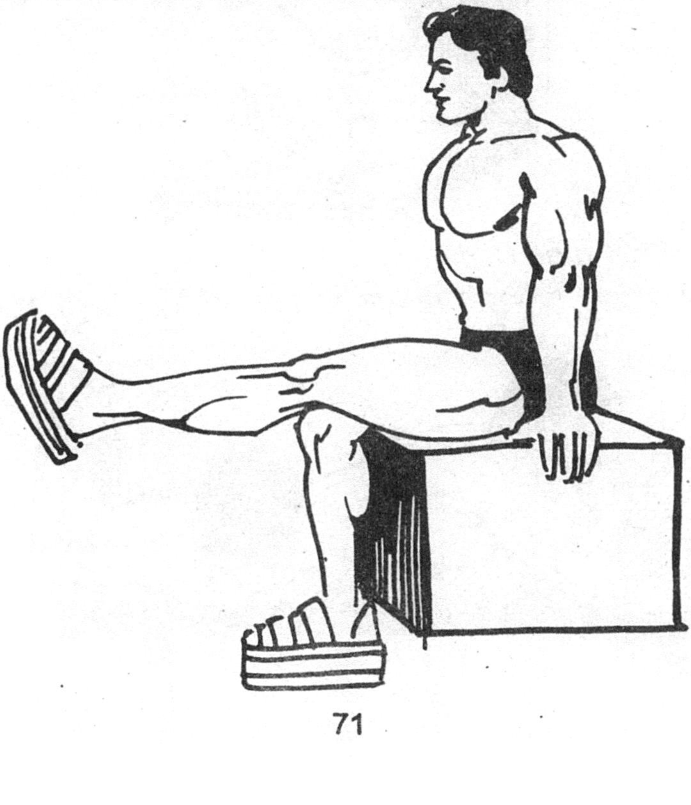

হ্যাক স্কোয়েটিং (Hack Squating)

এই স্কোয়েটিং বারবেল স্কোয়েটিং-য়েরই মত! পার্থক্য হল শুধু এইটুকু যে, এতে বারবেলের জায়গায় মেশিনের ব্যবহার করা হয়! পায়ের পাতার ওপরে ভর করে মেশিনের প্ল্যাটফর্মে বসে পড়ুন! ওজনকে এ্যাডজাস্ট করুন, তারপর নিজের থাইয়ের শক্তি দ্বারা সোজা হয়ে দাঁড়ান! বাকী শরীরকে টান-টান রাখুন! 8-10 বার করুন আর 4 সেট করুন!

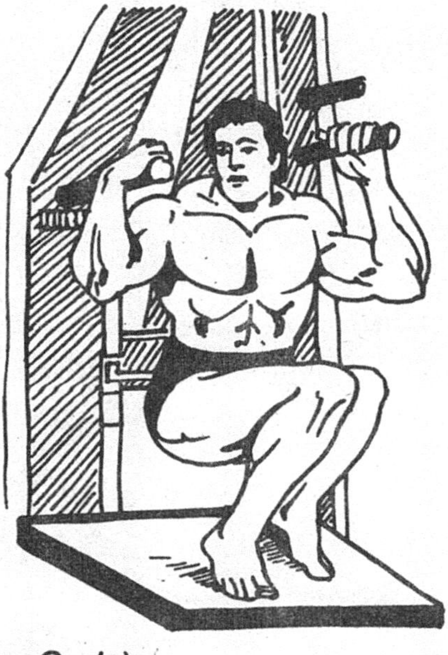

লেগ কার্লস (Leg Curls)

পা দুটোকে মেশিনের রোলার প্যাডসে ফাঁসিয়ে উপুড় হয়ে শুয়ে

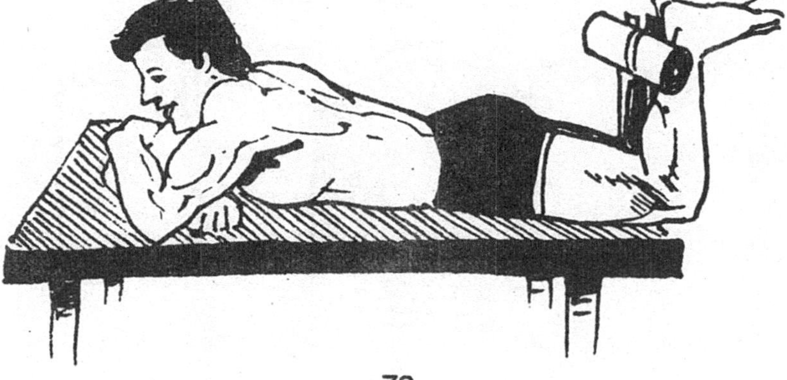

পড়ুন আর থাইয়ের শক্তিতে পা দুটোকে এতটা টানুন, যাতে পা দুটো নিতম্ব স্পর্শ করে! এই ব্যায়ামটা 20-22 বার করুন এবং কিছুক্ষন বিশ্রাম করে 4-5 সেট করুন!

***স্ট্রেডিল লিফ্‌টিং** (Straidil Lifting)*

একটা ভারী বারবেলকে দু পায়ের মাঝে রাখুন আর ছবিতে যেমনটা দেখানো হয়েছে, ধরে যতটা সম্ভব নীচে বসে, হাঁটু মুড়ে বৈঠক লাগান... এরপর আবার স্বাভাবিক অবস্থায় ফিরে আসুন! হাত বদলে-বদলে 8-10 বার করুন! কিছুক্ষন বিশ্রাম করে 4 সেট করুন!

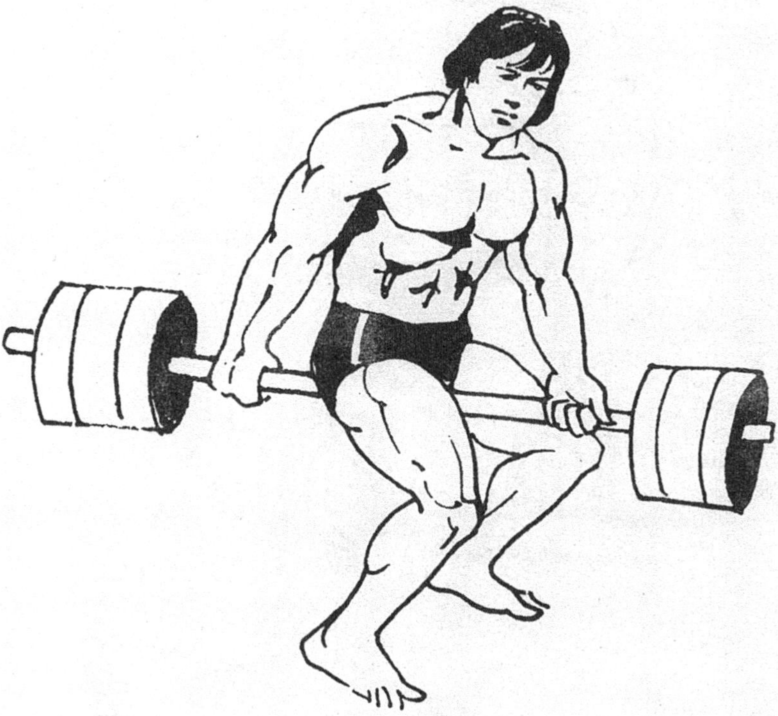

লেগ এক্সটেনশন (Leg Extension)

কোমর সোজা রেখে আর বুককে সামনের দিকে বের করে রেখে মেশিনের সীটে বসে পড়ুন ! হাঁটু মুড়ে (ছবি দেখুন) পা দুটোকে প্যাডসে ফাঁসিয়ে নিন ! এবার পা দুটোর শক্তিতে রোলারকে সামনের দিকে ঠেলতে-ঠেলতে পা সোজা করুন – তারপর আবার পা মুড়ে নিন ! ঐই ব্যায়ামটা 20-22 করুন আর কিছুক্ষন বিশ্রাম করে নেবার পরে 5 সেট করুন !

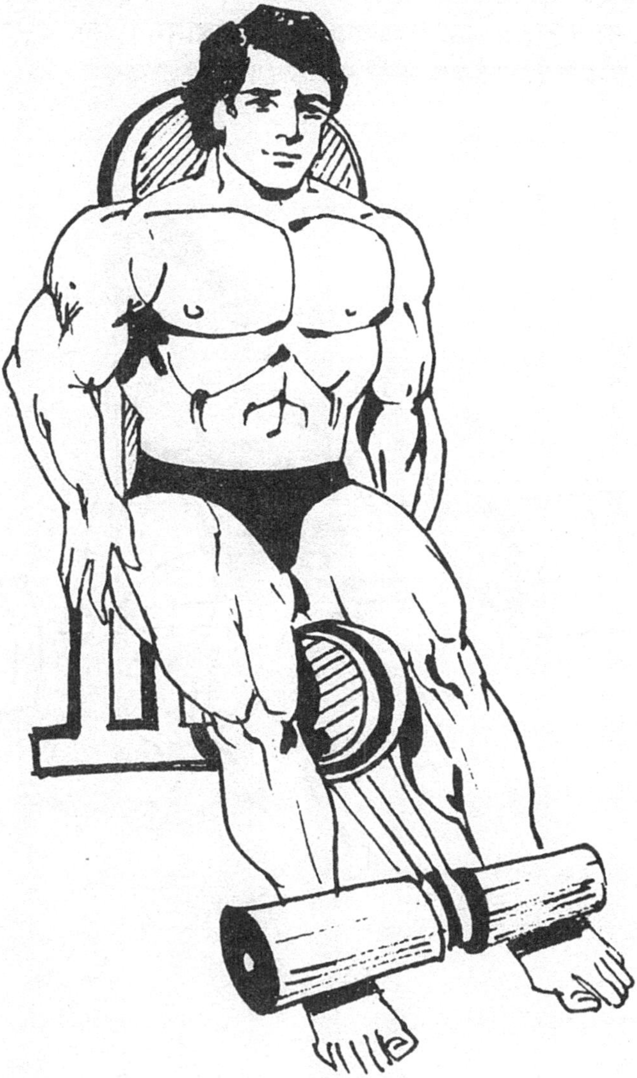

<10>

পায়ের ডিমের ব্যায়াম

পায়ের ডিমকে সুপুষ্ট করে তোলাটা যে কোন বডি-বিল্ডারের কাছে এক অত্যন্ত কঠিন কাজ হয়! এই কাজে প্রচণ্ড ধৈর্য্য আর নিষ্ঠার প্রয়োজন পড়ে! নিয়মিত অভ্যাসের দ্বারাই পায়ের ডিমের আশানুরূপ উন্নতি সম্ভবপর হয়ে উঠতে পারে! এই অধ্যায়ে দেওয়া ব্যায়ামগুলো নিয়মিত ভাবে করলে আপনি নিশ্চিত রূপে নিজের পায়ের ডিমকে সুপুষ্ট করে তুলে নিজের শরীরকে সুন্দর করে তুলতে পারবেন!

কাফ ওয়াকিং (Calf Walking)

কাঁধের ওপরে একটা ভারী বারবেল রেখে পায়ের পাতার ওপরে ভর করে দ্রুত পায়ে হাঁটুন! শুরুতে এই ব্যায়ামটা পায়ের গোড়ালি সমেত করুন, পরে শুধু পায়ের পাতা দিয়ে!

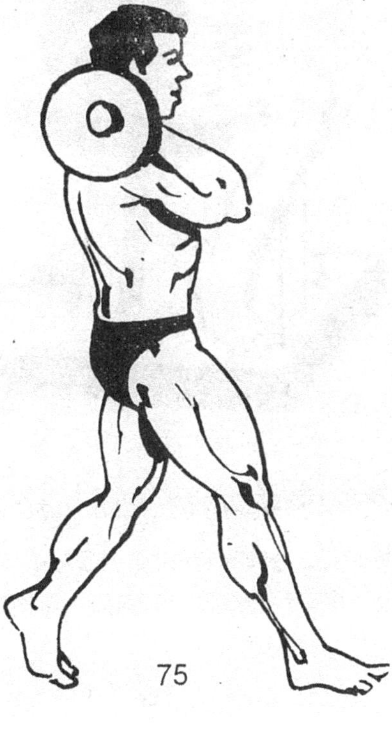

সিটিং কাফ রেইজ উইথ মেশিন (Stitting Calf Raise with Machine)

এই ব্যায়ামে শুধু আপনার পায়ের পাতাই মাটি ছুঁয়ে থাকবে! গোড়ালি ওঠানো থাকবে! হাত দিয়ে (ছবি দেখুন) হাতল ধরুন! এবার পা নীচের দিকে ঠেলে গোড়ালি দিয়ে মাটি ছোঁবার চেষ্টা করুন! 15-20 বার করুন, তারপর কিছুক্ষন বিশ্রাম করে নেবার পরে আবার করুন!

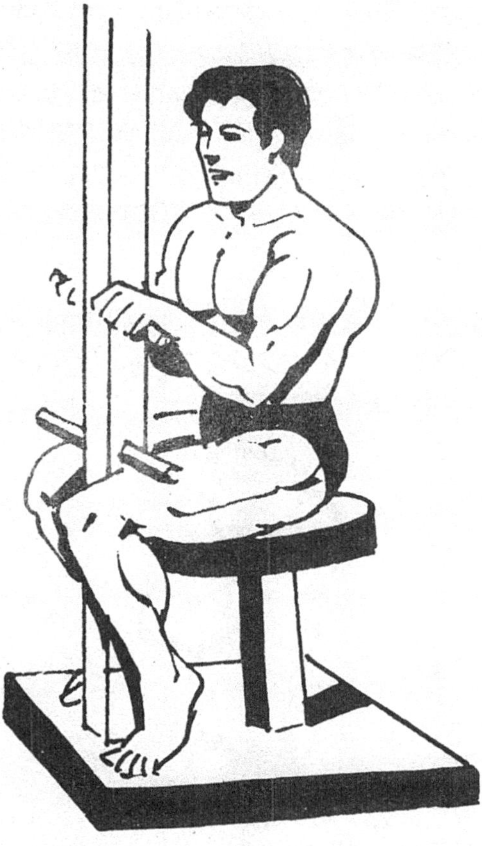

স্ট্যাণ্ডিং কাফ রেইজ উইথ মেশিন (Standing Calf Raise with Machine)

মেশিনের প্ল্যাটফর্মের ওপরে দাঁড়িয়ে ওজনকে কাঁধের ওপরে এ্যাডজাস্ট করে নিন! এবার পায়ের ডিমের শক্তিতে পায়ের পাতাকে ওপরে তুলে

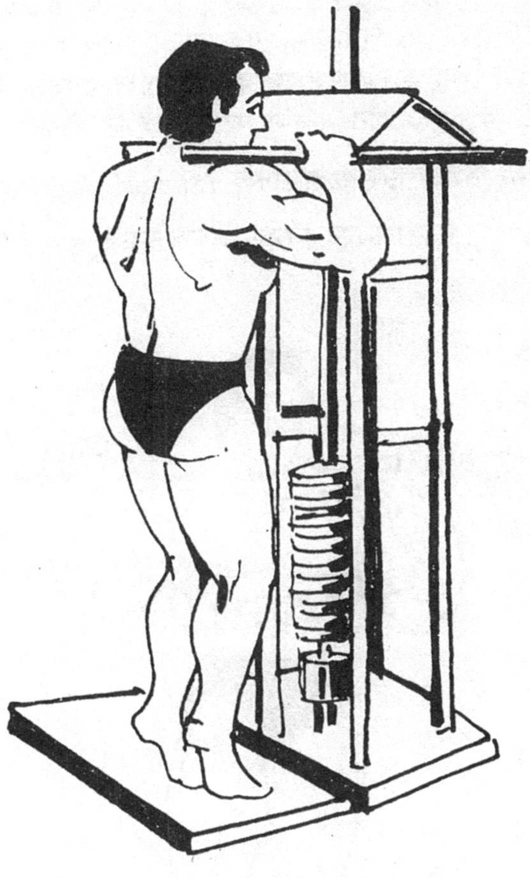

ওজনকে ওপর দিকে তুলুন, তারপর স্বাভাবিক মুদ্রায় ফিরে যান! কোমর সোজা রাখুন – পায়ের পাতা ছাড়া বাকী শরীর নিষ্ক্রিয় হয়ে থাকবে! কমপক্ষে 20 বার করুন! তারপর বাড়িয়ে চলুন!

সিটিং কাফ রেইজ উইথ বারবেল (Sitting Calf Raise with Barbell)

একটা টুলে বসে কোন ভারী বারবেল (ছবিতে যেমনটা দেখানো হয়েছে) নিজের থাইয়ের ওপর রেখে নিন! পায়ের পাতা নীচে রাখা পাটাতনের

ওপরে রাখুন! এই অবস্থায় আপনার গোড়ালি মাটিতে টিঁকে থাকা উচিত! এবার পায়ের ডিমের শক্তিতে গোড়ালি যতটা পারেন, ওপরে ওঠান – এই সময় আপনার পায়ের পাতা শক্ত করে পাটাতনের ওপর থাকা উচিত! কিছুক্ষন থেমে থেকে গোড়ালি আবার নীচে করে নিন! এই ব্যায়ামটা 15-20 বার করুন আর 5 সেট লাগান!

স্ট্যাণ্ডিং কাফ রেইজ উইথ বারবেল *(Standing Calf Raise with Barbell)*

পা দুটোকে দু পাশে ছড়িয়ে কোন পাটাতনের ওপরে দাঁড়িয়ে পড়ুন!

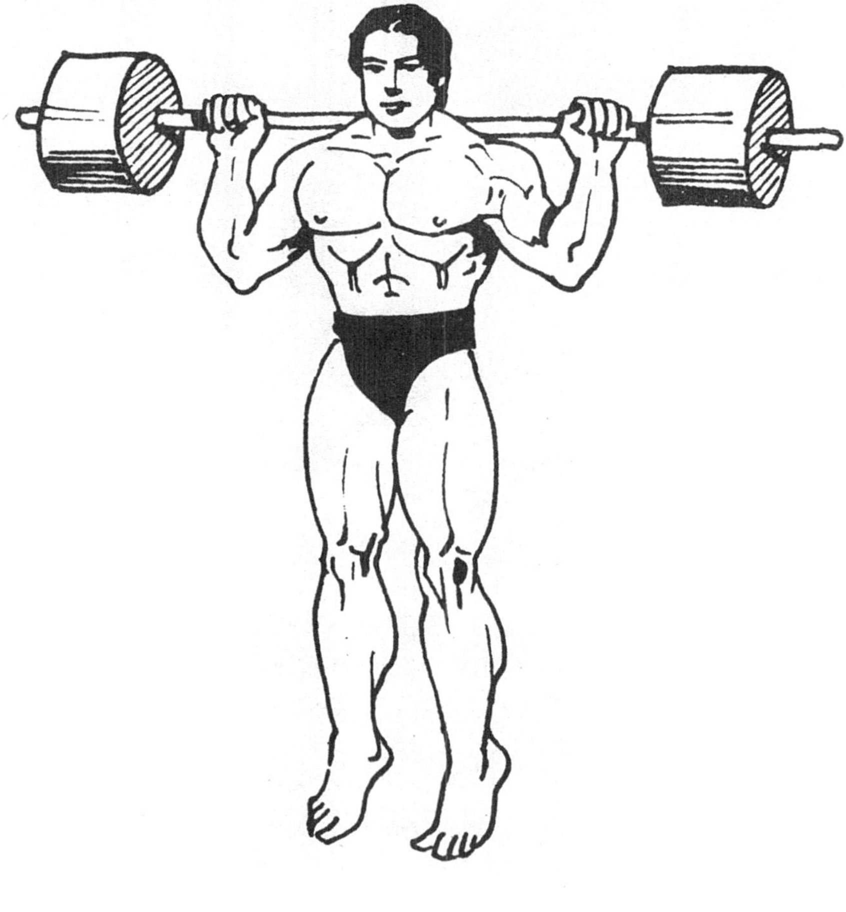

কাঁধের ওপরে একটা ভারী বারবেল রাখুন। এবার ধীরে-ধীরে গোড়ালি তুলে পায়ের পাতার ওপরে ভর করে দাঁড়ান। কিছুক্ষন এই অবস্থায় থাকুন। এই সময় নিজের কোমর সোজা রাখুন। এবার ধীরে-ধীরে নীচে নামুন। এই ব্যায়াম 10-12 বার করুন। কিছুক্ষন বিশ্রাম করে 5 সেট করুন।

≺11≻

পেটের ব্যায়াম

এমনটা বলা হয়ে থাকে যে, পেটই গোটা শরীরকে নিয়ন্ত্রণ করে! পেটে আমরা যেমন আবার গ্রহন করব, আমাদের শরীরের ঠিক তেমনটাই উন্নতি হবে! পেট ভেতর থেকে যতটা রোগমুক্ত আর সুস্হ হওয়া উচিত, ঠিক ততটাই ওপর থেকেও সুস্হ এবং আকর্ষক হওয়া উচিত! পেটের মাংসপেশী গড়ে তুলতে বছরের-পর-বছর লেগে যায়! সুগঠিত পেটের ওপরেই ওপরের শরীর আর বক্ষের আকর্ষকতা নির্ভর করে! সুতরাং, প্রতিটি ব্যায়ামকারীরই নিজের পেটের প্রতি সঠিক দৃষ্টি দেওয়া উচিত এবং তার জন্য নিয়মিত অভ্যাসরত থাকা উচিত!

সিট এ্যাণ্ড আপ (Sit and Up)

একটা ভারী বারবেলের নীচে নিজের পা ফাঁসিয়ে নিন আর মাথার

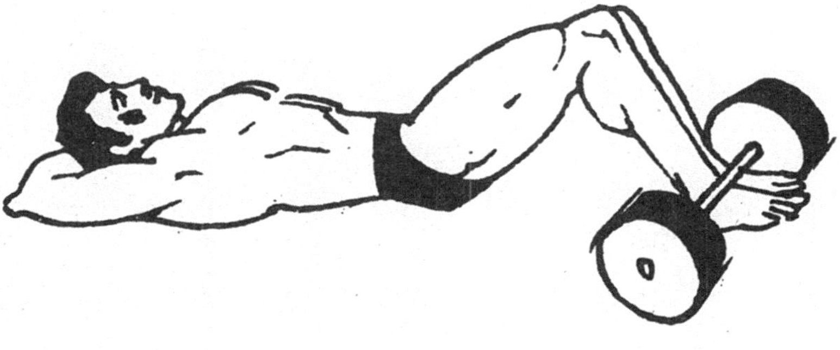

পেছনে হাত রেখে ছবিতে যেমনটা দেখানো হয়েছে, শুয়ে পড়ুন! এবার ক্রমশঃ মাথা, কাঁধ, কোমর আর বাকী শরীরকে তুলে বসতে-বসতে মাথা দিয়ে হাঁটু স্পর্শ করুন, তারপর ঠিক ঐভাবে আগের অবস্থায় ফিরে আসুন! এই সময় আপনার পা আর নিতম্ব যেন মাটি ছুঁয়ে থাকে! এই ব্যায়াম 12 থেকে 15 বার করুন আর 5 সেট পর্যন্ত্য করুন!

অল্টারনেট কিক (Alternate Kick)

পায়ে হাল্কা আয়রণ বুটস্ (লোহার জুতো) পরে চিত হয়ে শুয়ে পড়ুন! হাত দুটোকে ছবিতে যেমনটা দেখানো হয়েছে, যতটা সম্ভব পিঠের নীচে নিয়ে যান! এবার সাইক্লিং-য়ের মুদ্রায় থাইকে পেটে স্পর্শ করিয়ে এই ব্যায়ামটা করুন! 12 থেকে 15 বার করুন, পরে ধীরে-ধীরে বাড়ান!

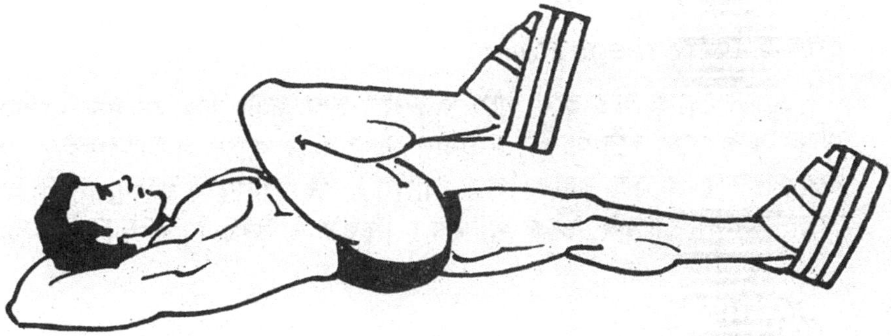

সাইক্লিং (Cycling)

পায়ে লোহার জুতো পরে চিত হয়ে শুয়ে পড়ুন! হাত দুটোকে মাটিতে সোজা করে রাখুন! এবার দুটো পাকে এক সঙ্গে যতটা সম্ভব বুকের কাছে নিয়ে আসার চেষ্টা করুন! চেষ্টা করুন, যাতে আপনার হাঁটু কাঁধ স্পর্শ করতে পারে! এবার আবার স্বাভাবিক অবস্থায় ফিরে আসুন! স্বাভাবিক

অবস্হাতেও হাঁটু মুড়ে রাখবেন ! 8-10 বার করুন এবং 4 সেট করুন !

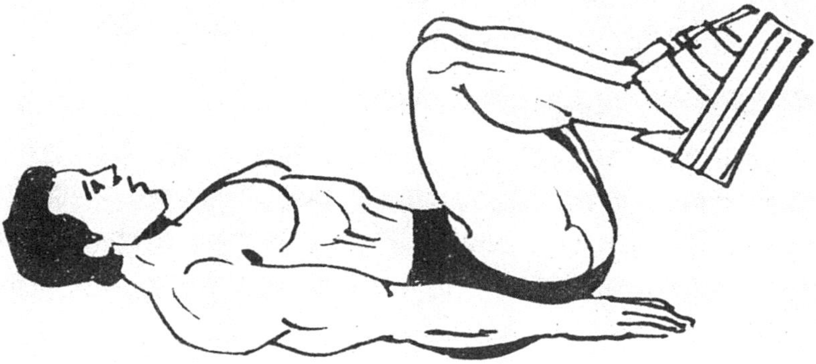

লেগস্ রেইজ (Legs Raise)

একটা বেঞ্চে চিত হয়ে শুয়ে পড়ুন ! হাত দুটো দিয়ে বেঞ্চের ধারটাকে শক্ত করে চেপে ধরে থাকুন ! এবার মাথা আর পাকে যতটা সম্ভব তুলে ধরে পরস্পরের কাছাকাছি নিয়ে আসুন ! এই অবস্হায় আপনার নিতম্ব আর কোমর বেঞ্চেই টিঁকে থাকবে ! কিছুক্ষন চরম পরিস্হিতিতে থেমে

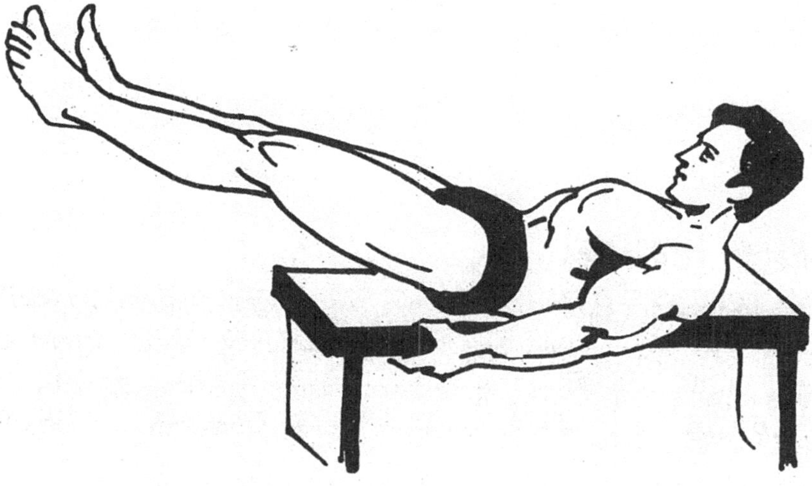

থেকে ঐ রাস্তা দিয়েই আবার স্বাভাবিক অবস্হায় ফিরে আসুন ! শুরুতে 10-12 বার করুন, তারপর বাড়ান !

ক্রাঞ্চ (Crunch)

চিত হয়ে শুয়ে পা দুটোকে একটা বেঞ্চের ওপরে রাখুন ! হাত দুটোকে মাথার পেছনে নিয়ে যান ! এবার নিতম্ব আর কাঁধকে যতটা সম্ভব তুলে ধরুন – এটা অত্যন্ত অনুকূল পরিস্হিতি হবে ! ওপরে ওঠার সময় নিঃশ্বাস টানুন আর স্বাভাবিক অবস্হায় ফেরার সময় শ্বাস ছাড়ুন ! 10-12 বার করুন আর 4 সেট লাগান !

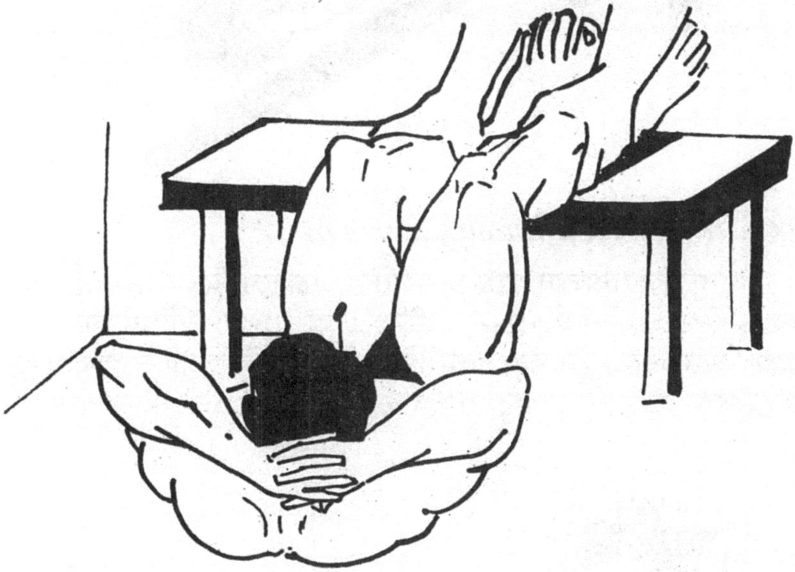

ইনক্লাইন এক্সারসাইজ (Incline Exercise)

মাথার দিকে ঢালু (Incline) বেঞ্চে মাথা নীচের দিকে করে শুয়ে পড়ুন ! মনে রাখবেন... আপনার পা দুটো ওপর দিকে বাঁধা থাকবে, যাতে আপনি পিছলিয়ে না যান ! এবার হাত দুটোকে ঘাড়ের সঙ্গে ধরে ধীরে-ধীরে ওপরে উঠুন আর কোমরকে ঝুঁকিয়ে মাথা দিয়ে হাঁটু ছোঁবার চেষ্টা করুন ! এবার পুনরায় স্বাভাবিক মুদ্রায় ফিরে যান ! ব্যায়ামের সময় শ্বাস বন্ধ করে রাখুন আর ঝোঁকার সময় শ্বাস ছাড়ুন ! 10-12

বার করুন আর 4 সেট লাগান!

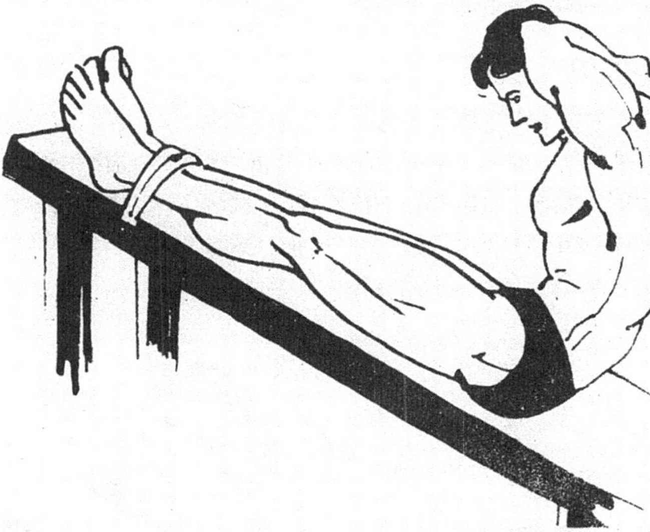

বোর্ড এক্সারসাইজ (Board Exercise)

পা দুটোকে রোলার প্যাড্‌সে ফাঁসিয়ে এ্যাবডোমিনাল (Abdominal) বোর্ডে চিত হয়ে শুয়ে পড়ুন! হাঁটুকে একটু ওপরে উঠিয়ে নিন! এবার মাথা তুলে হাত দুটোকে পেছন দিকে আটকে নিন আর পেটের শক্তিতে ধীরে-ধীরে উঠে নিতম্বের ওপরে ভর করে বসে পড়ুন! তারপর ঠিক

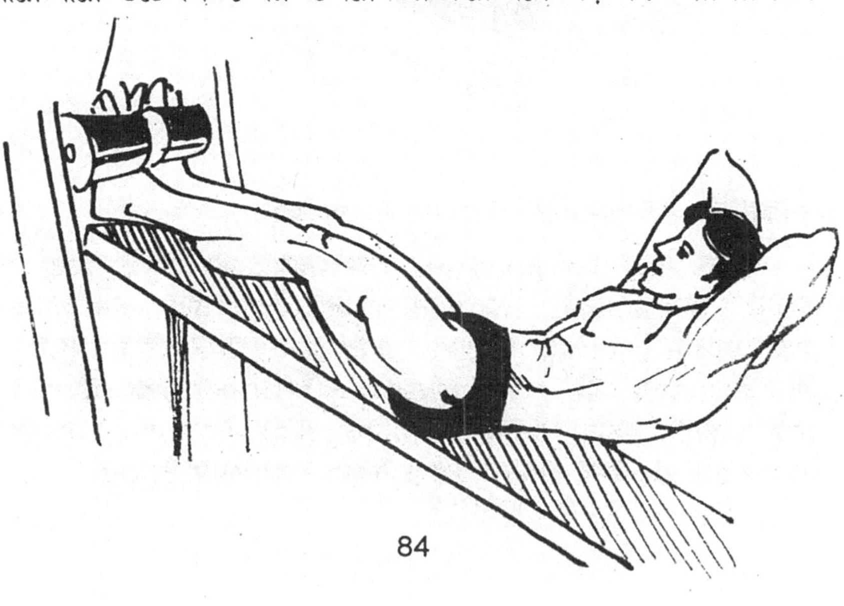

এই ভাবে স্বাভাবিক অবস্থায় ফিরে আসুন ! 10-12 বার করুন আর 4 সেট লাগান !

হ্যাণ্ড আপ এক্সারসাইজ (Hand Up Exercise)

ডিক্লাইন (Decline) বেঞ্চে মাথা ওপর দিকে করে শুয়ে পড়ুন ! হাত দিয়ে বেঞ্চের ওপর দিকটা অথবা ওপরের দিকে একটা ফিতে বেঁধে সেটাকে ধরে নিন, যাতে আপনি পিছলিয়ে না যান ! এবার দুটো পাকে এক সঙ্গে মিলিয়ে একদম সোজা রেখে বুকের যতটা কাছে সম্ভব, নিয়ে আসার চেষ্টা করুন... তারপর পা দুটোকে আবার বেঞ্চের ওপরে রেখে দিন ! আপনি যখন পা দুটোকে ওপরে নিয়ে যাবেন, তখন নিঃশ্বাসকে টানুন আর পা নীচে নিয়ে যাবার সময় শ্বাস ছাড়ুন ! 15-20 বার করুন আর একটু থেমে 4 সেট করুন !

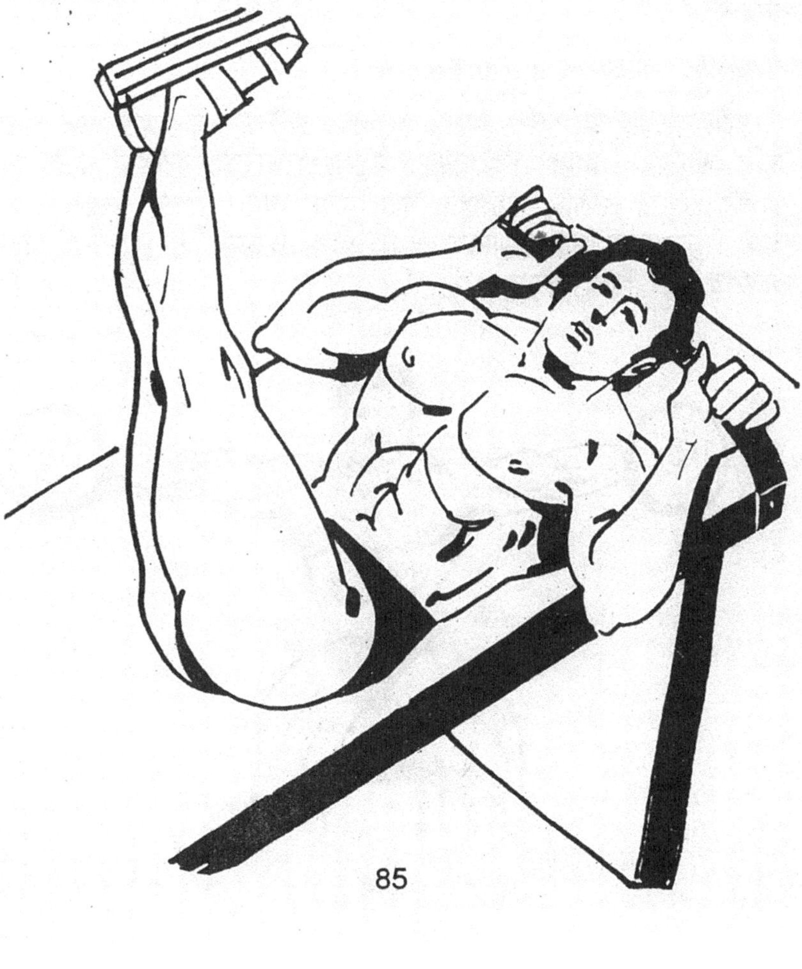

‹12›

কাঁধের ব্যায়াম

চওড়া কাঁধ পোশাকের ভেতর থেকেই নিজের উপস্থিতি অনুভব করায়! যে কোন বডি-বিল্ডারের বলিষ্ঠ কাঁধ হওয়াটা অত্যন্ত আবশ্যক! কাঁধকে এক ভাবে শরীরের আউটলাইনও বলা যেতে পারে, যার ভেতরে সমস্ত শরীরের আকর্ষণ ভরা থাকে! এই অধ্যায়ে দেওয়া ব্যায়ামগুলো করে আপনিও সহজেই নিজের কাঁধকে বলিষ্ঠ আর আকর্ষক করে তুলতে পারেন!

ল্যাটেরাল রেইজ (Lateral Raise)

দুটো হাল্কা ডাম্বেল কোমরের কাছে সাঁটিয়ে ধরে বেঞ্চে বসে পড়ুন (ছবি দেখুন)! এবার হাত দুটোকে দু পাশে ছড়িয়ে কাঁধের থেকে যতটা পাবেন ওপরে ওঠান, তারপর নীচে নিয়ে যান! ওপরে ওঠাবার সময় শ্বাস নিন আর নীচে নামাবার সময় শ্বাস ছাড়ুন! 8-10 বার করুন, তারপর ধীরে-ধীরে বাড়ান!

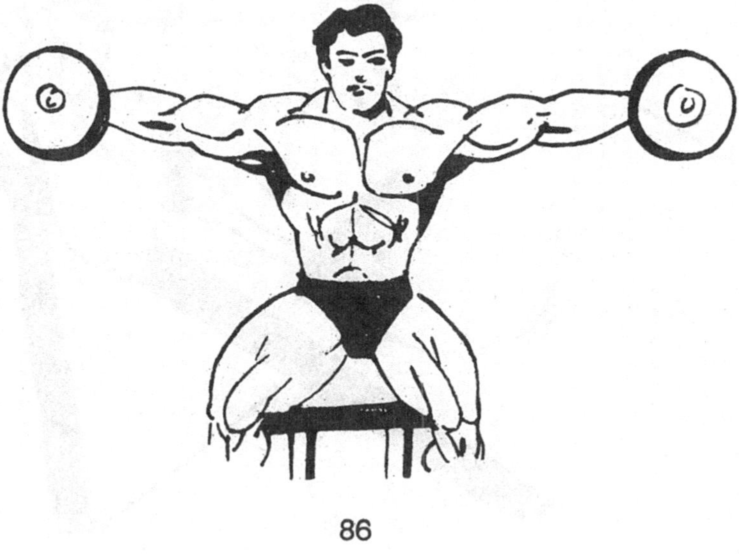

বিহাইণ্ড নেক এক্সারসাইজ (Behind Neck Exercise)

একটা ভারী বারবেলকে কাঁধের পেছনে ধরুন, তারপর হাতের শক্তিতে ওপরে ওঠান! এই অবস্থায় যেন আপনার কনুই একটুও না মোড়ে! হাত টান-টান হয়ে থাকবে আর বুকের ভেতরে শ্বাস ভরা থাকবে! এবার নিঃশ্বাস ছাড়তে-ছাড়তে বারবেল আবার কাঁধের ওপরে নামিয়ে আনুন! 10-12 বার বা নিজের শক্তি অনুযায়ী করুন এবং কিছুক্ষন বিশ্রাম করে নেবার পরে আবার করুন!

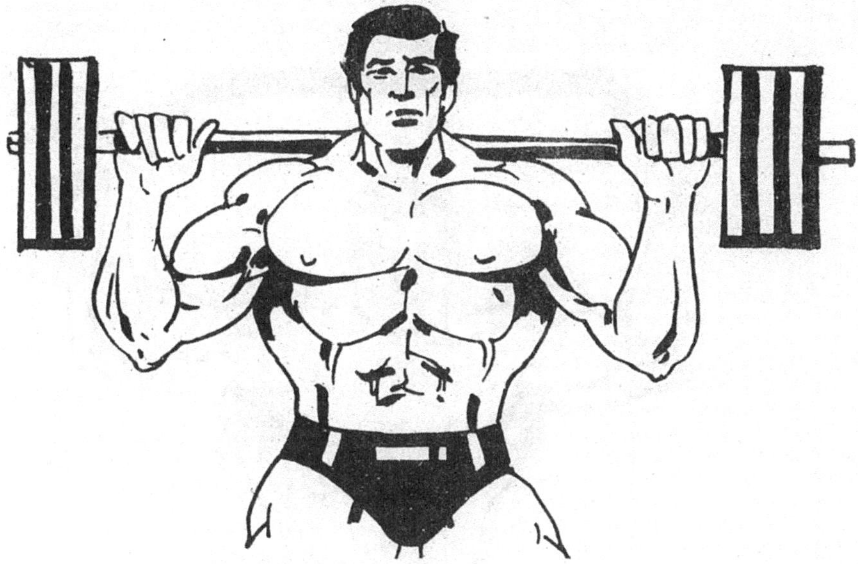

ফরোয়ার্ড রেইজ (Forward Raise)

কোন দেওয়ালের সঙ্গে সেঁটে টান-টান হয়ে দাঁড়িয়ে পড়ুন! হাতে দুটো দিয়ে ভারী ডাম্বেল ধরে নিন! এবার একটা হাত একদম সোজা করে এতটা ওপরে পর্যন্ত নিয়ে যান যে, ওটা দেওয়াল স্পর্শ করবে! এবার হাতকে ধীরে-ধীরে নীচে নামিয়ে আনুন! এবার এই ব্যায়ামটাই অন্য হাত দিয়েও করুন! দু হাত দিয়ে 10-10 বার করুন আর 4-5 সেট লাগান!

মেশিন প্রেস (Machine Press)

পা দুটোকে কাঁধের সমান চওড়া করে মাটিতে শক্ত হয়ে দাঁড়ান! মেশিনের হাতল নিজের হাতের থেকে এক ফুট ওপরে এ্যাডজাস্ট করুন! এবার হাতল ধরে যতটা সম্ভব নিজের বুকের দিকে টানুন! হাতল টানার সময় নিঃশ্বাস টানুন আর ছাড়ার সময় নিঃশ্বাস ছাড়ুন! এই সময় হাত ছাড়া বাকী শরীর নিশ্চল হয়ে থাকা উচিত! শুরুতে 12-15 বার করুন এবং 4 সেট করুন... তার পর নিজের শরীরের শক্তি-সামর্থ্য অনুযায়ী বাড়ান!

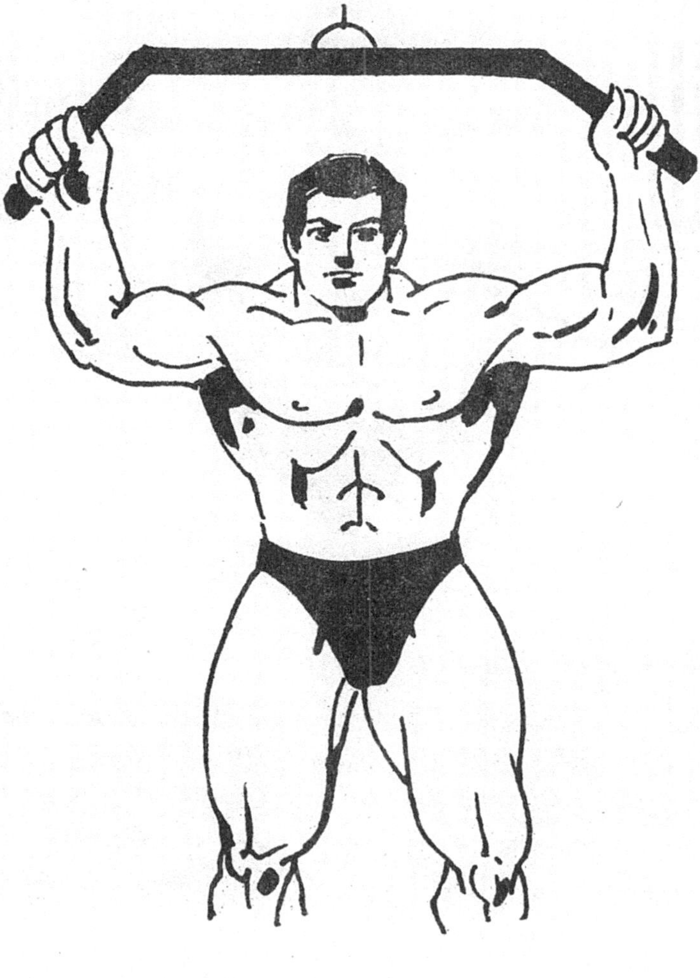

ডাম্বেল প্রেস (Dumbell Press)

দুটো ভারী ডাম্বেল কাঁধের ওপরে ধরে বেঞ্চে বসে পড়ুন! এবার হাত দুটো মাথার ওপরে ওঠান! এই সময় দুটো হাতের মধ্যেকার দূরত্ব কাঁধ যতটা চওড়া, ততটাই থাকা উচিত! কনুই যেন একদম না মোড়ে! কিছুক্ষন হাত ওপরে রেখে হাত নীচে নামিয়ে আনুন! হাত ওপরে ওঠাবার সময় শ্বাস নিন, নীচে নামাবার সময় ছাড়ুন!

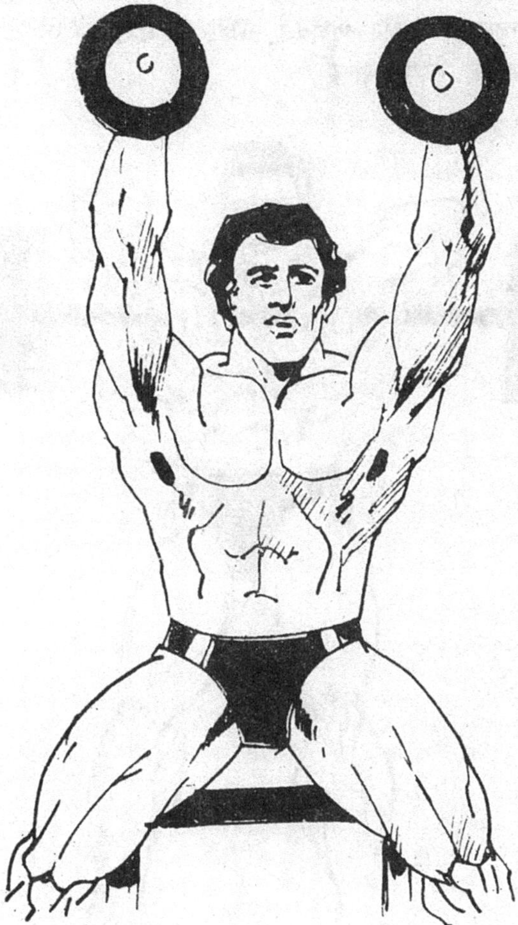

15-20 বার করুন আর 4 সেট লাগান!

এই ব্যায়ামটা নিয়মিত করলে আপনি শীঘ্রই নিজের কাঁধে চমৎকারী পরিবর্তন লক্ষ্য করবেন!

বারবেল আপ রোইং (Barbell up Rowing)

পা দুটোকে কাঁধের সমান চওড়া করে ছড়িয়ে মাটিতে শক্ত হয়ে দাঁড়িয়ে পড়ুন! নিজের শক্তি অনুযায়ী একটা ভারী বারবেল (ছবি দেখুন) নিয়ে বুকের সামনে ধরুন! এবার কোমর আর বাকী শরীরকে সোজা রেখে বারবেল যতটা পারেন, নীচে নামান... তারপর ধীরে-ধীরে আবার বুকের কাছে নিয়ে যান!

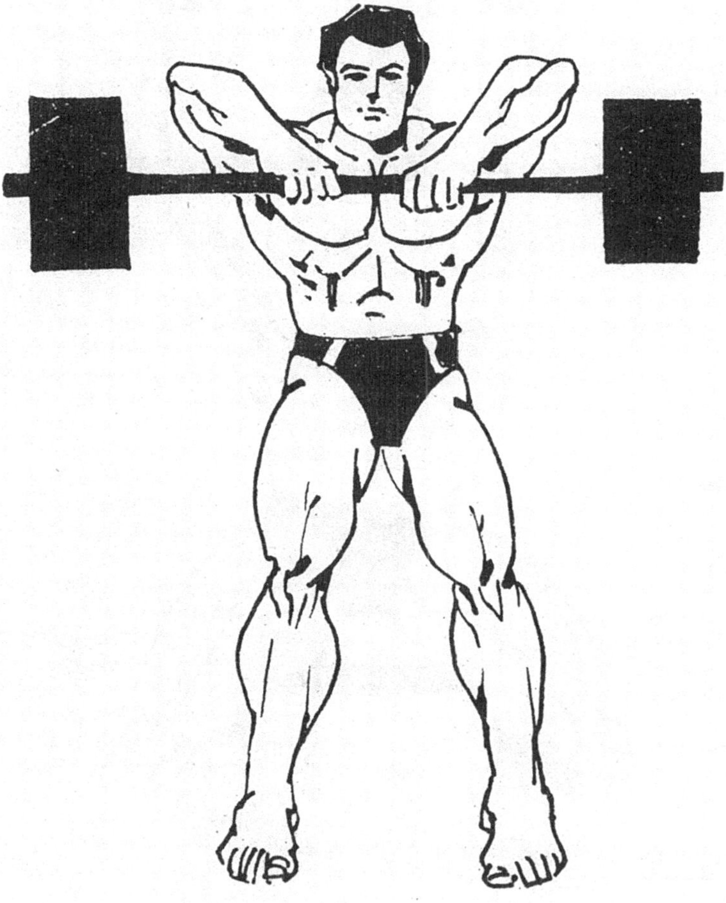

শুরুতে 4-6 বার করুন, তারপর ধীরে-ধীরে বাড়ান! এই ব্যায়াম নতুন লোকেদের কাছে কঠিন বলে মনে হতে পারে... সুতরাং সাবধানে ধৈর্য্যপূর্বক করুন!

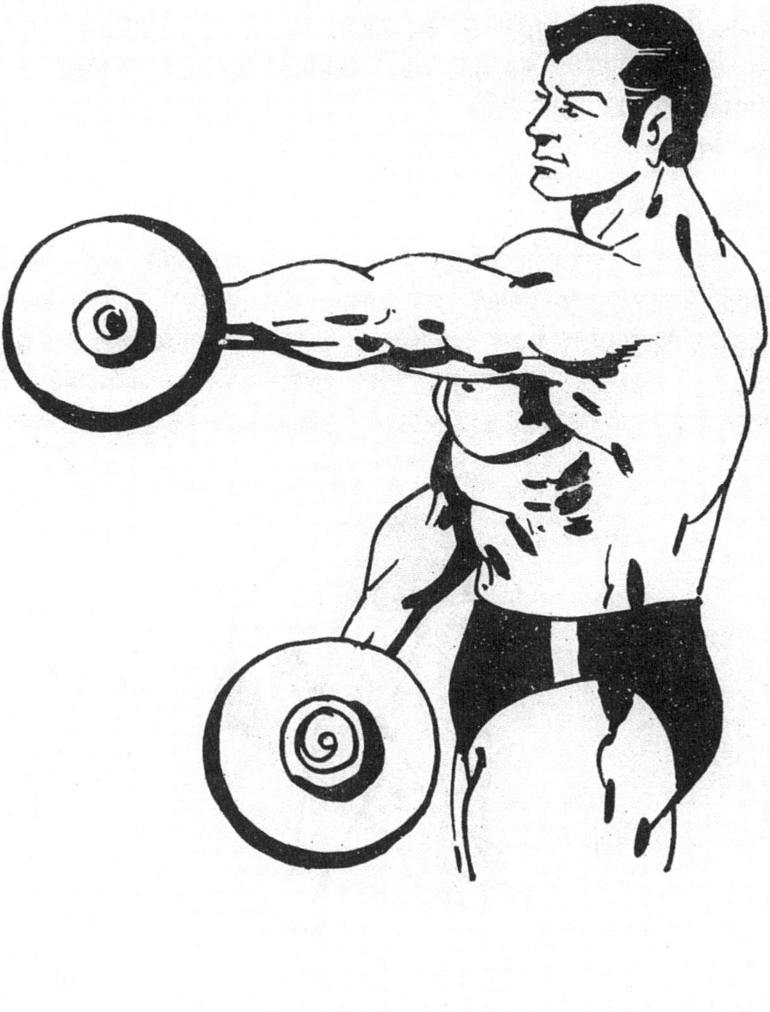

‹13›

ভুঁড়ি কমাবার ব্যায়াম

মোটা ভুঁড়ি ব্যায়াম করার পথে এক বিরাট বড় বাধা হয়ে দাঁড়ায়! সুতরাং মোটা ভুঁড়িওয়ালা ব্যক্তি আগে নিজের ভুঁড়ি কমান, তারপর অন্য ব্যায়াম করুন! শুধুমাত্র ভুঁড়ি কমাবার জন্য এই অধ্যায়ে দেওয়া ব্যায়ামগুলো করা যেতে পারে... এতে শীঘ্র আশানুরূপ ফল প্রাপ্ত করা যেতে পারে!

প্রথম ব্যায়াম

পা দু পাশে ছড়িয়ে দাঁড়িয়ে পড়ুন! এর হাত দুটো ওপরে ওঠান, তারপর ধীরে-ধীরে হাত নীচে এনে পায়ের মাঝ দিয়ে মাটি স্পর্শ করান! এই সময় আপনার কোমর ইংরাজী 'V' আকার নিয়ে থাকবে, পা মাটির সঙ্গে শক্ত করে সেঁটে থাকবে আর শ্বাস বইরে থাকবে! এবার ধীরে-ধীরে ওপরে উঠুন আর সোজা হয়ে দাঁড়ান! এই ব্যায়াম 15-20 বার করুন!

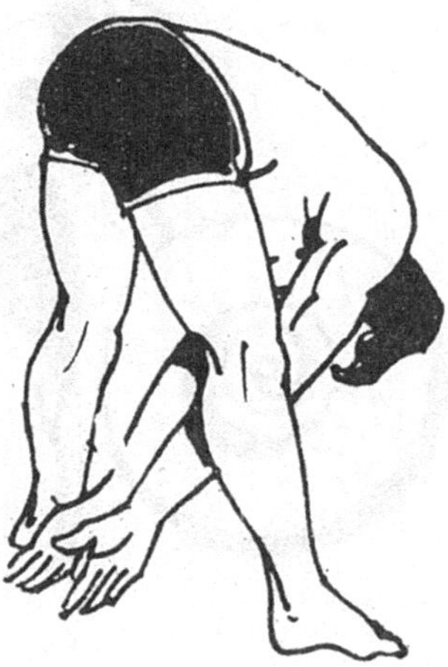

দ্বিতীয় ব্যায়াম

পা দুটোকে পরস্পরের সঙ্গে জুড়ে দাঁড়ান ! এবার দুটো হাতকে পেছনে কোমরের কাছে রাখুন আর ধীরে-ধীরে যতটা পারেন, নীচের দিকে ঝুঁকুন ! চরম অবস্থায় আপনার মাথা হাঁটুর ঠিক সামনে হবে ! কিছুক্ষন এই ভাবে থেকে ধীরে-ধীরে সোজা হয়ে দাঁড়ান !

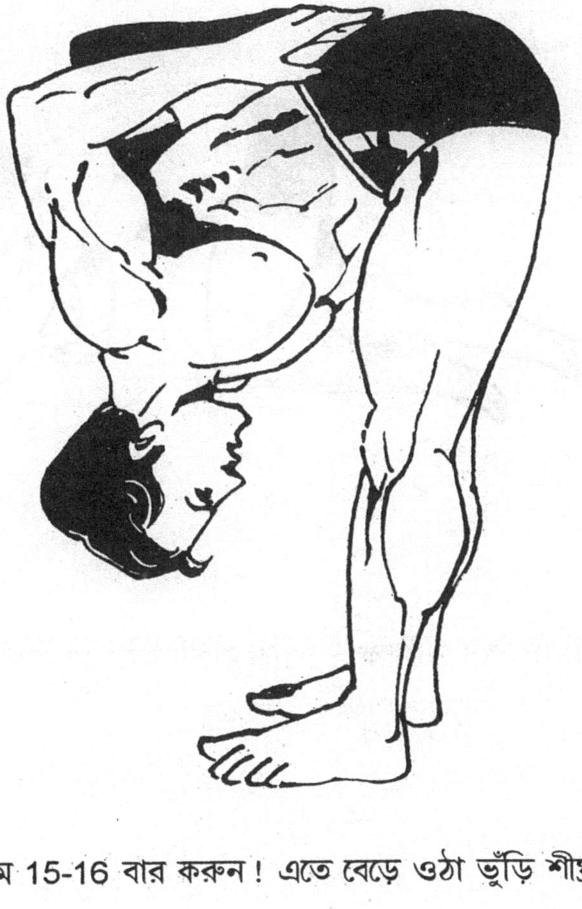

এই ব্যায়াম 15-16 বার করুন ! এতে বেড়ে ওঠা ভুঁড়ি শীঘ্রই কমে আসে !

তৃতীয় ব্যায়াম

হাত আর পায়ে ভর করে ঘোড়ার মত মাটিতে বসুন! শ্বাস ভেতরে নিয়ে পেটকে যতটা পারেন, ভেতরের দিকে টানার চেস্টা করুন আর এই মুদ্রায় যতটা পারেন এগিয়ে চলুন... তারপর শ্বাস ছেড়ে কিছুক্ষন বিশ্রাম করুন আর তারপর ব্যায়ামটার পুনরাবৃত্তি করুন!

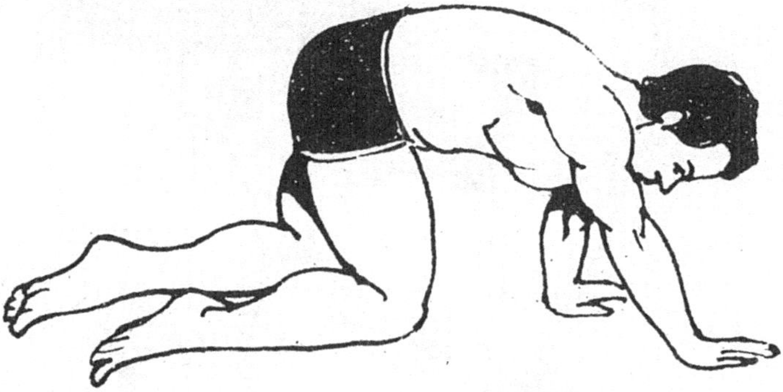

নিয়মিত ভাবে 2 থেকে 5 মিনিট করুন আর আশানুরূপ প্রভাব লক্ষ্য করুন!

চতুর্থ ব্যায়াম

মাটিতে চিত হয়ে শুয়ে পড়ুন! হাত দুটোকে শরীরের দু পাশে সমান্তরাল ভাবে ছড়িয়ে দিন! এবার পা তুলে সাইকেল চালাবার মত প্যাডেল করুন! এই সময় হাত আর বাকী শরীরকে স্হির রাখুন! 2 থেকে 5 মিনিট করুন!

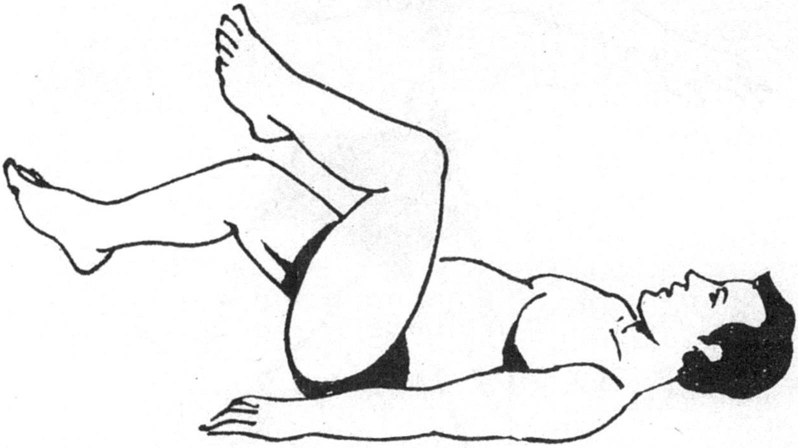

পঞ্চম ব্যায়াম

পা দুটোকে কাঁধের সমান ছড়িয়ে মাটিতে শক্ত হয়ে দাঁড়িয়ে পড়ুন! এবার হাত দুটোকে কাঁধের সমান্তরাল রেখায় দু পাশে ছড়িয়ে প্রথমে ডান আর তারপর বাঁ দিকে ট্যুইস্ট করুন!

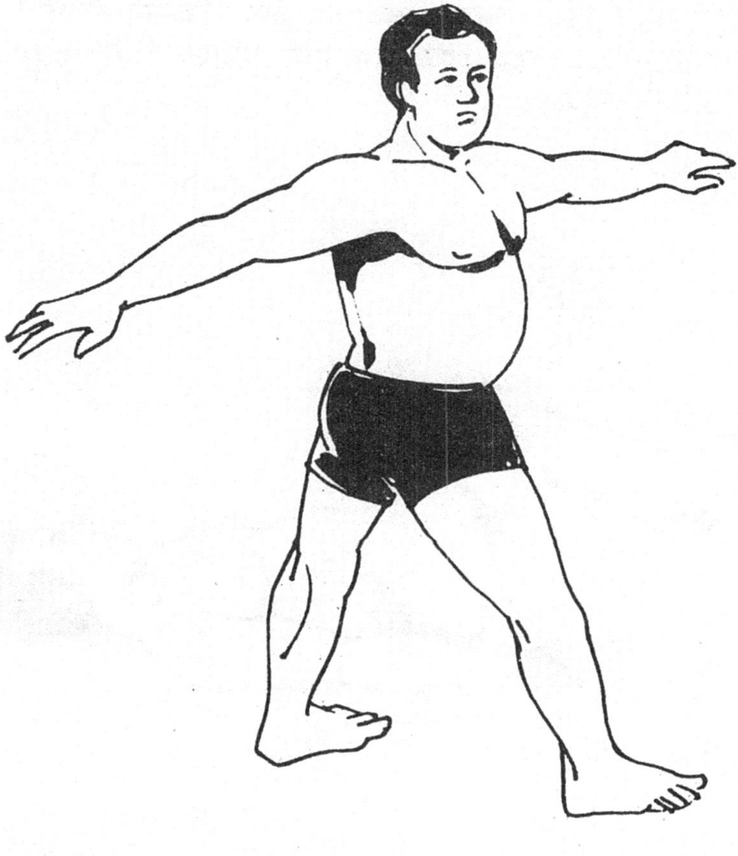

এই সময় পা দুটোকে মাটির ওপরে স্হির অবস্হায় রাখুন! 2 থেকে 5 মিনিট নিয়ম করে করুন! এই ব্যায়ামটা কোমরে হাত রেখেও করুন!

ষষ্ঠ ব্যায়াম

পা দুটোকে কাঁধের সমান দু পাশে ছড়িয়ে সোজা হয়ে দাঁড়ান! হাত দুটোকে কোমরে রাখুন আর ধীরে-ধীরে পেছন দিকে যতটা সম্ভব ঝোঁকার চেষ্টা করুন! এই মুদ্রায় আপনার শরীর ধনুকের আকার গ্রহণ করবে!

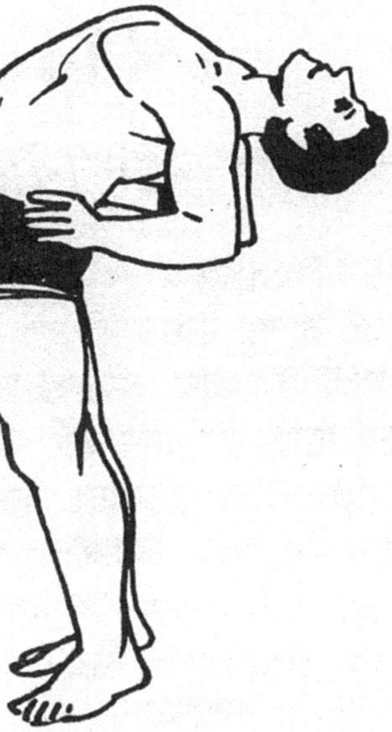

শুরুতে বেশী ঝোঁকার চেষ্টা করতে যাবেন না! নয়তো পড়ে যাবার অথবা মাংসপেশীতে টান ধরার সম্ভাবনা রয়েছে! ধীরে-ধীরে ঝোঁকার মাত্রা বাড়ান!

<14>

উচ্চতা বাড়াবার ব্যায়াম

যে কোন বডি বিল্ডারের লম্বা উচ্চতা ওর পক্ষে এক প্লাস পয়েন্ট হয়! কিন্তু শুধুমাত্র লম্বা উচ্চতাই এক সফল বডি বিল্ডারের পরিচয় হয় না! অনেক ছোট উচ্চতার ব্যক্তিও আজকাল সফল বডি বিল্ডারের রূপে খ্যাতি অর্জন করছেন! তবে হ্যাঁ, অত্যধিক ছোট উচ্চতার ব্যক্তিরা অবশ্যই নিজের উচ্চতাকে বাড়াবার চেষ্টা করতে থাকেন! স্বাভাবিক উচ্চতার ব্যক্তিরাও নিজেদের উচ্চতাকে বাড়াবার চেষ্টায় লেগে থাকেন! এই অধ্যায়ে দেওয়া ব্যায়ামগুলো যে কোন উচ্চতার ব্যক্তিদের পক্ষেই উপযোগী! এই সব ব্যায়ামগুলো নিয়ম করে করলে যে কোন স্ত্রী-পুরুষ নিজের উচ্চতা বাড়াতে পারবেন!

প্রথম ব্যায়াম

উচ্চতার বৃদ্ধি ঘাড়, পা, কোমর, মেরুদণ্ড আর গোড়ালির চাপের

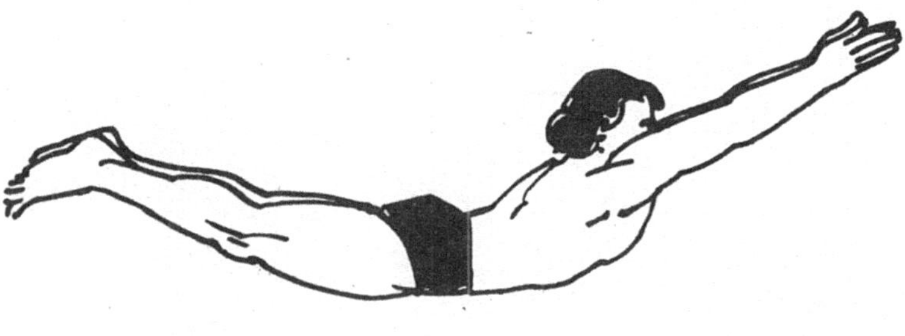

ওপরে নির্ভর করে! যদি শরীরের এই সব অঙ্গে লাগাতার নিয়মিত চাপ সৃষ্টি করা যায়, তাহলে শরীরের হাড় লম্বা হাত শুরু করে! এমনই একটা ব্যায়াম হল ঃ-

উপুড় হয়ে শুয়ে শরীরের যতটা সম্ভব কম ভাগ মাটির সঙ্গে ঠেকিয়ে হাত, মাথা, পা আর থাইকে ওপরে ওঠান (ছবি দেখুন)! এই ব্যায়ামে মেরুদণ্ড বিকশিত হয়ে ওঠে! 8-10 বার কয়েক সেটে করুন!

দ্বিতীয় ব্যায়াম

পা দুটোকে যতটা পারেন দু পাশে ছড়িয়ে দাঁড়ান! এবার একটা হাঁটু মুড়ে হাত দুটোকে মাথার পেছনে পরস্পরের সঙ্গে লাগিয়ে নিন আর শরীরকে উল্টো দিকে নীচের দিকে ঝোঁকান! তারপর স্বাভাবিক মুদ্রায় ফিরে এসে এই ব্যায়ামটা অন্য দিকেও করুন! 2 থেকে 5 মিনিট পর্যন্ত এই ব্যায়ামটা করুন!

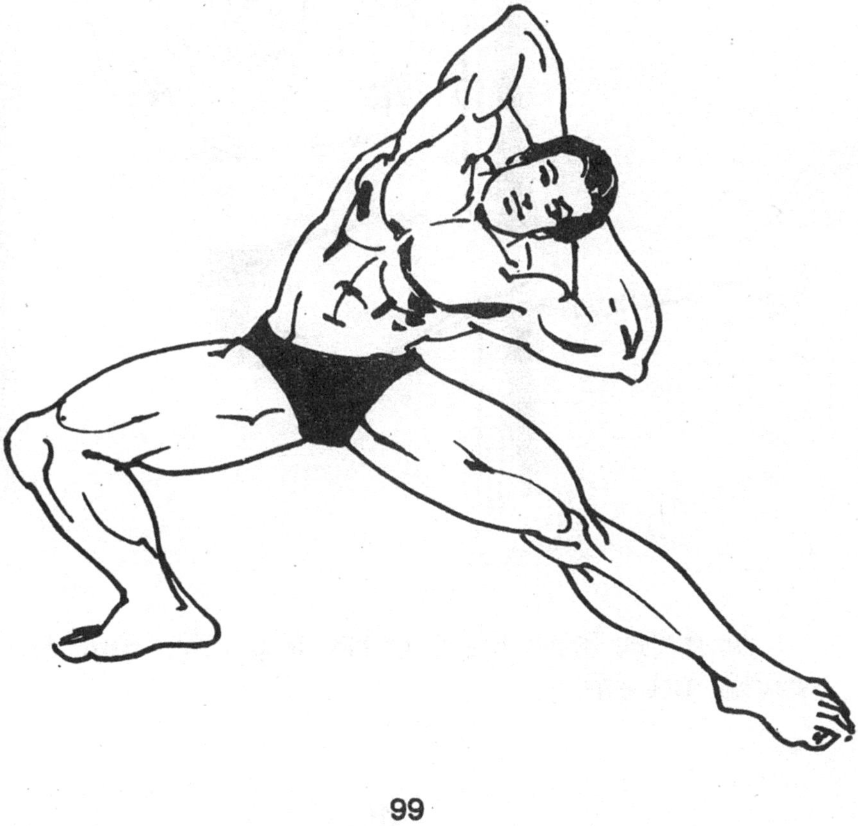

উচ্চতা বাড়াতে এই ব্যায়ামটা অত্যন্ত উপযোগী... কিন্তু শুরুতে বেশী ঝোঁকার চেষ্টা করবেন না! ধৈর্য্য ধরুন আর ধীরে-ধীরে ঝোঁকার মাত্রা বাড়ান!

তৃতীয় ব্যায়াম

কোন বার, গাছের ডাল, কার্ণিশ বা দরজার চৌকাঠ ধরে ঝুলে পা দুটোকে সামনে-পেছনে করতে-করতে দ্রুত গতিতে ঝুলুন!

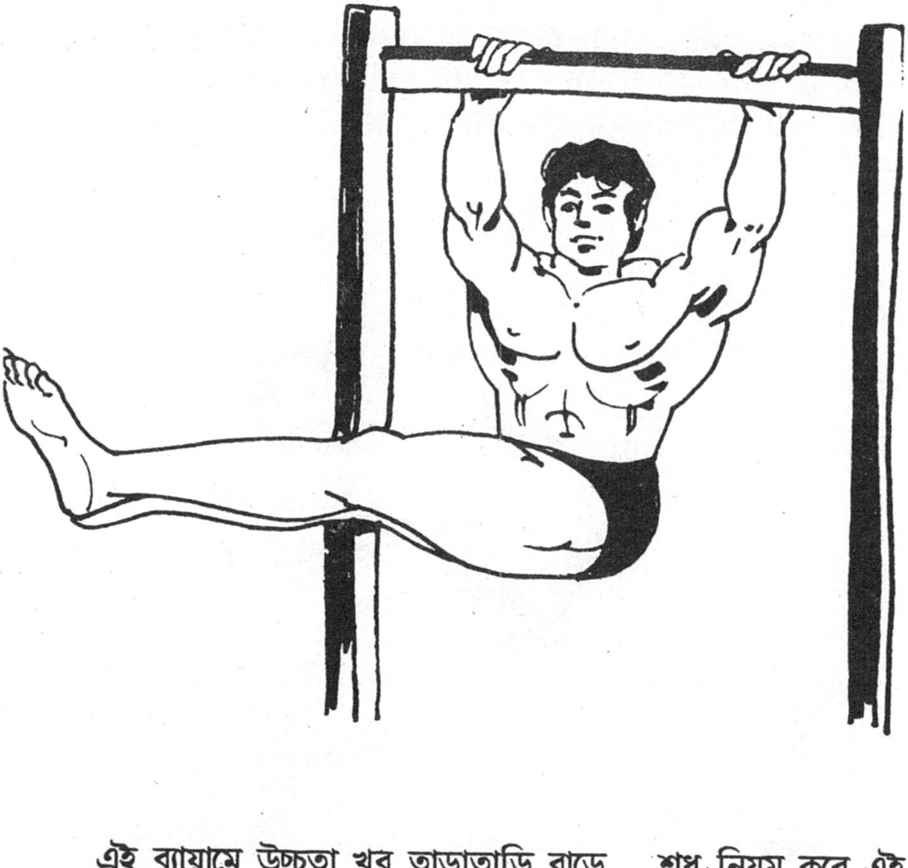

এই ব্যায়ামে উচ্চতা খুব তাড়াতাড়ি বাড়ে... শুধু নিয়ম করে এই ব্যায়ামটা করে চলুন!

চতুর্থ ব্যায়াম

ভোরবেলা উঠে জগিং করুন! জগিং-য়ের বিকল্প হিসেবে একই জায়গায় দাঁড়িয়ে জোরে ছোটার অভ্যাস করুন! কোমর সোজা রাখুন, বুক সামনের দিকে বের করে রাখুন!

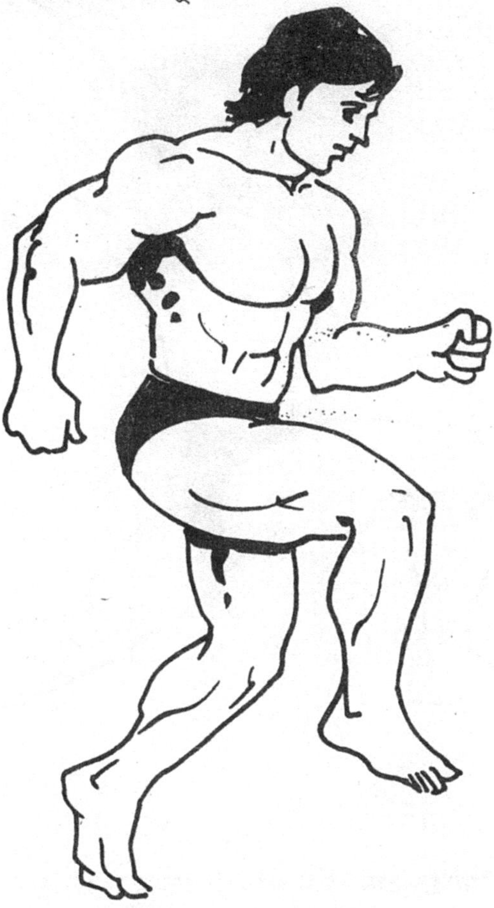

এই ছোটার অভ্যাসের সময় গোড়ালি যেন মাটিতে না ঠেকে! পায়ের পাতার ওপরে ভর করে ছুটুন!

পঞ্চম ব্যায়াম

একটা হাঁটুকে মুড়ে অন্য পাকে এতটা পেছন দিকে নিয়ে যান, যাতে আপনি পায়ের পাতার ওপরে ভর করেন! এবার দুটো হাতকে ওপরে

তুলে বুক সামনে দিকে ঠেলে দিন আর হাত দুটোকে পরস্পরের সঙ্গে লাগিয়ে পেছন দিকে ঠেলে দিন।

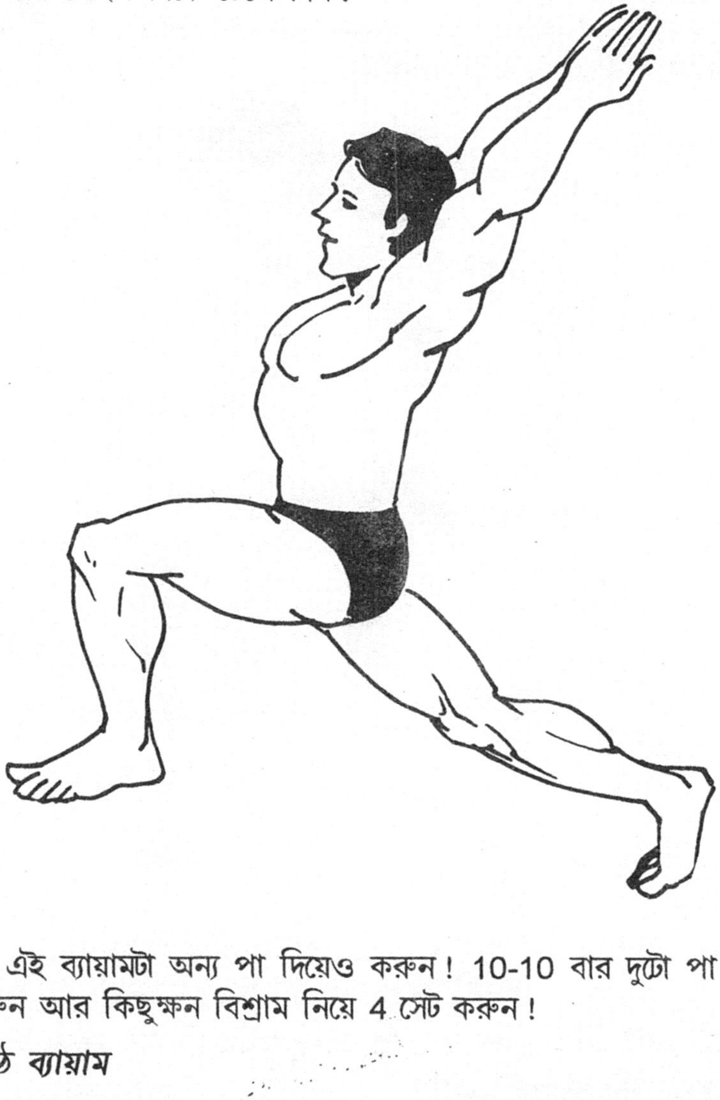

এই ব্যায়ামটা অন্য পা দিয়েও করুন। 10-10 বার দুটো পা দিয়ে করুন আর কিছুক্ষন বিশ্রাম নিয়ে 4 সেট করুন।

ষষ্ঠ ব্যায়াম

পা দুটোকে কাঁধের সমান ছড়িয়ে দাঁড়ান। এবার দুটো হাতকে এক সঙ্গে করে মাথার ওপরে ওঠান, তারপর হাত দুটোকে পায়ের মধ্যে দিয়ে যতটা সম্ভব দূরে নিয়ে যান।

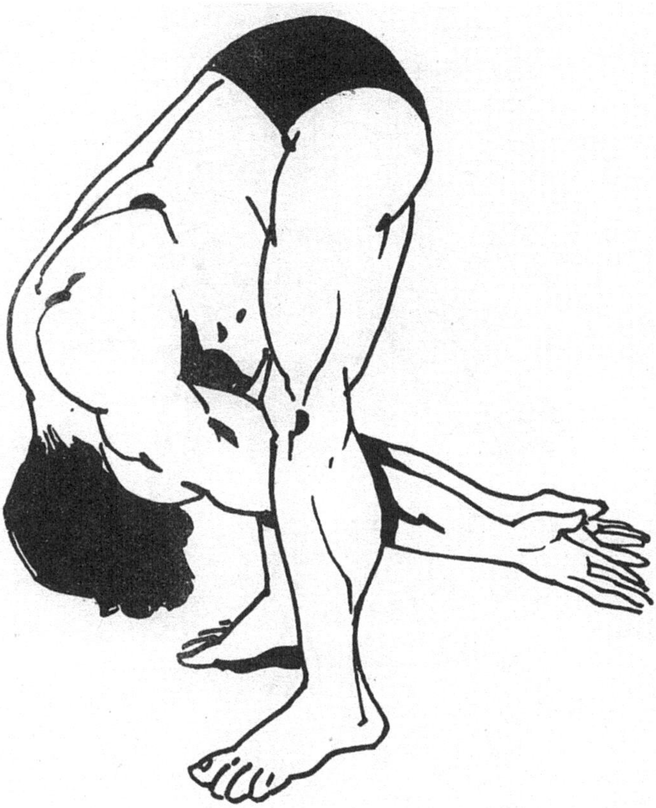

আপনি নিজের মাংশপেশীতে টান অনুভব করবেন ! এটা হচ্ছে এক আদর্শ অবস্থা ! এই ব্যায়াম উচ্চতা বাড়াতে উপযোগী ব্যায়াম ! নিয়মিত দু থেকে পাঁচ মিনিট করুন আর পরিণাম দেখুন !

সপ্তম ব্যায়াম

এক পা তুলে ছুটুন !

তারপর কিছুক্ষন বিশ্রাম নিয়ে এবার অন্য পাটা তুলে ছুটুন !

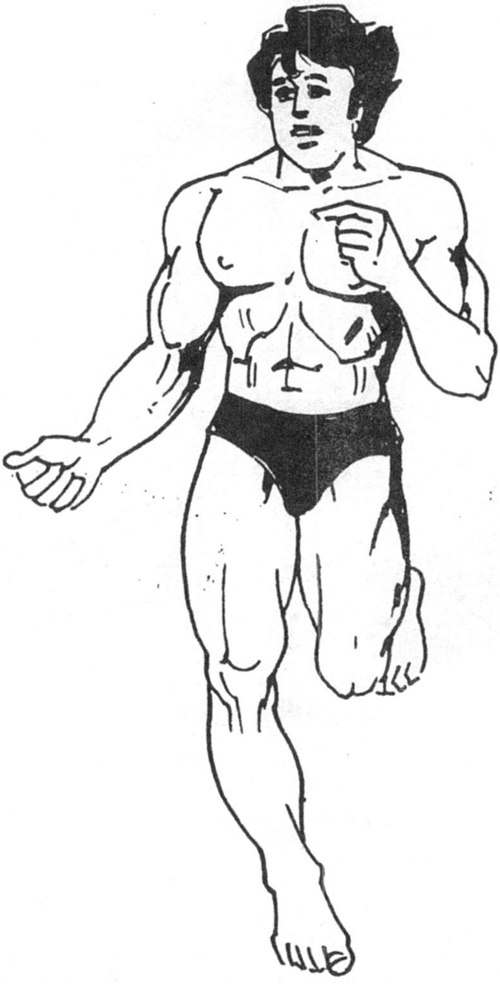

এই ব্যায়ামটা নিয়মিত 1 থেকে 2 মিনিট পর্যন্ত্য করুন!

অষ্টম ব্যায়াম

ছবিতে যেমনটা দেখানো হয়েছে, কোন বার ধরে ঝুলুন আর কনুই মুড়ে যতটা সম্ভব শরীরকে ওপরে ওঠানোর চেষ্টা করুন! এই ব্যায়ামটা করার সময় পা দুটোকে পরস্পরের সঙ্গে জুড়ে রাখুন আর স্হির রাখুন!

এটা হচ্ছে উচ্চতা বাড়াবার এক জনপ্রিয় ব্যায়াম, এটা নিয়মপূর্বক করুন !

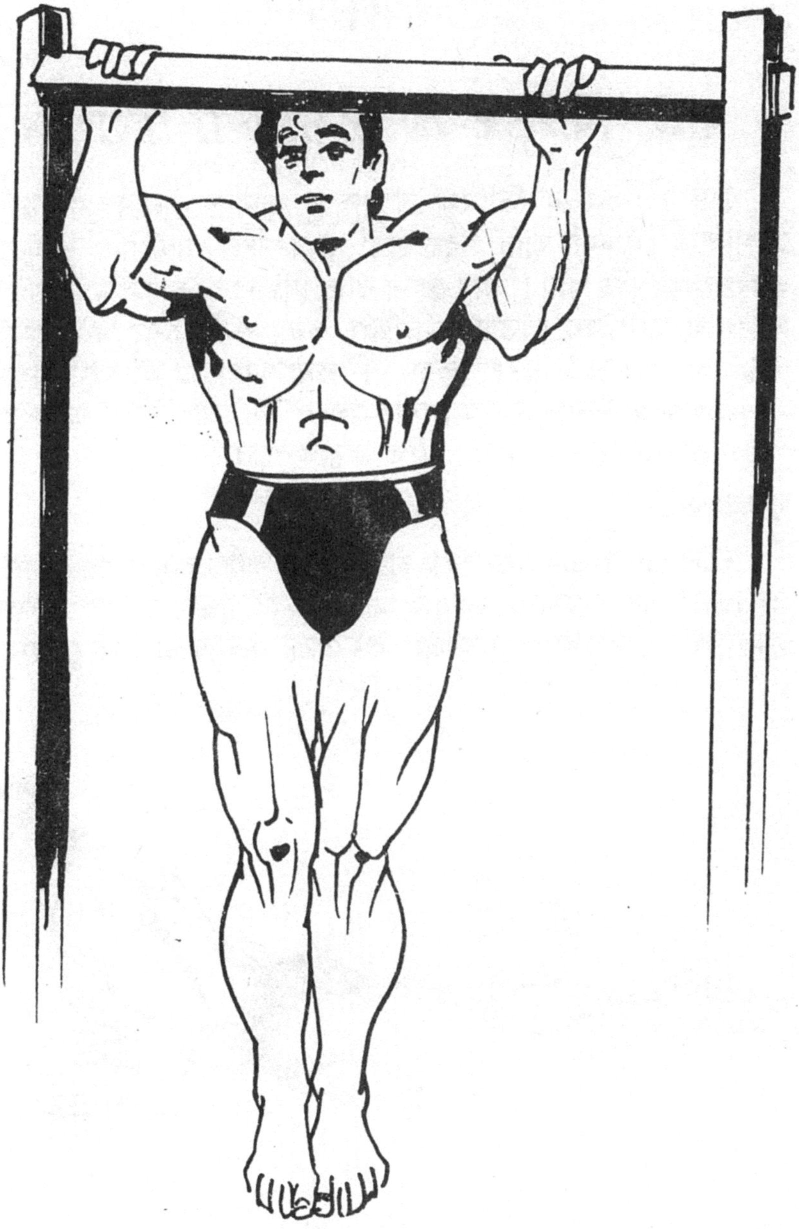

<15>

বডি বিল্ডিং-য়ে উপযোগী যোগাসন

বডি বিল্ডিং-য়ে যোগাসনের গুরুত্ব খাবারের নুনের সমান হয়! যোগাসনে সৌন্দর্য্য আর স্বাস্থ্যের সাথে-সাথে মানসিক শক্তি আর একাগ্রতাও বৃদ্ধি পায়! আর কোন বডি বিল্ডারের পক্ষে মানসিক শক্তি একাগ্রতা আর ধৈর্য্য অত্যন্ত অপরিহার্য্য হয়! শরীর নির্মাণও এক যোগও বটে, এক তপস্যাও বটে! সুতরাং, নিজের ব্যায়ামের মধ্যে যোগাসনকেও একত্রিত করে নিন! এতে আপনার ইচ্ছাশক্তি বেড়ে উঠবে আর অপানি শীঘ্র আশানুরূপ পরিণামও প্রাপ্ত করতে পারবেন!

ভুজঙ্গাসন

পেটের ওপরে ভর করে শুয়ে হাত দুটোকে শরীরের দু পাশে কাঁধের নীচে এমনভাবে রাখুন, যাতে হাতের আঙুল আর বৃদ্ধাঙ্গুষ্ঠ পরস্পরের সঙ্গে জুড়ে থাকে! হাতের পাতা মাটির সঙ্গে লেগে থাকবে আর পা পেছন দিকে

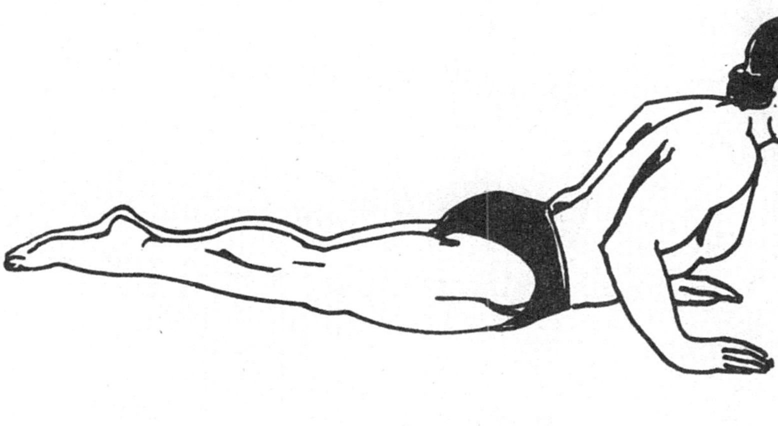

টান-টান হয়ে থাকবে!

এবার হাতের পাতার ওপরে চাপ দিয়ে শ্বাস নিয়ে কুম্ভক করে বুককে ওপরে ওঠান, ঠিক যেমনটা কোন সাপের ফনা ওপরে ওঠে! এবার শ্বাস ছেড়ে আগের অবস্থায় ফিরে আসুন! এই আসনে ভুঁড়ি কমে, কোমর পাতলা হয় আর হাত শক্তিশালী হয়!

পবনমুক্তাসন

চিত হয়ে শুয়ে দুটো হাত মাথার দিকে সোজা করে ছড়িয়ে দিন! ফুসফুসের মধ্যে শ্বাস ভরে ডান পা সোজা ওপর দিকে তুলে দিন! ঐ পাটাই হাঁটু থেকে মুড়ে হাঁটুকে দু হাত দিয়ে শেকলের মত ধরে পেটের ওপরে চাপ দিন! হাঁটুতে থুতনী লাগিয়ে শ্বাস ছাড়ুন আর যতক্ষন বেশী সম্ভব রোচক (শ্বাস ছাড়া) আর কুম্ভক (শ্বাস আটকে রাখা) করুন! এবার ঘাড় আর মাথা পেছনে মাটির ওপরে রাখুন আর বুকে শ্বাস ভরে নিন! হাত ওপর দিকে লম্বা করে ছড়িয়ে দিন, পা ওপরে তুলে নিন! পা সোজা মাটির ওপরে লম্বা করে আগের অবস্থায় চলে আসুন! এই জিনিষটা বাঁ পায়েও করুন! একটা করে পায়ে শক্তি অনুযায়ী 8-10 বার করুন!

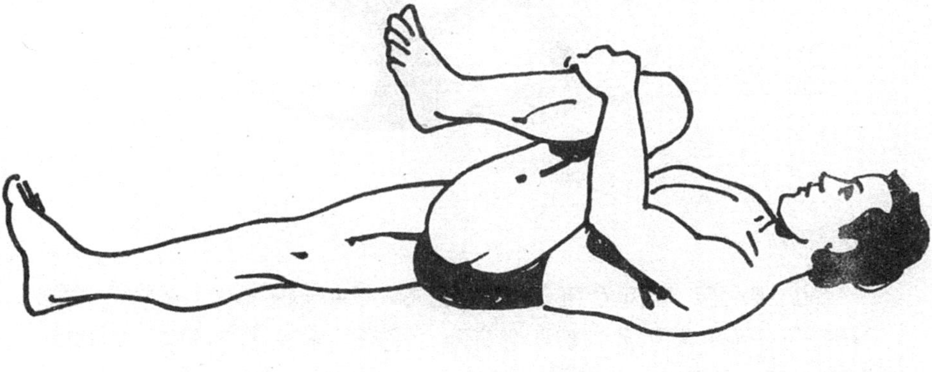

এই আসনে পেটের মেদ কমে যায়! ভেতরের বিকার শান্ত হয়ে পড়ে!

ধনুরাসন

মাটিতে উপুড় হয়ে শুয়ে পড়ুন! দুটো গোড়ালি একটা করে পা পেছন দিকে মুড়ে পিঠের দিকে নিয়ে যান! দুটো হাত দিয়ে পা শক্ত করে ধরে নিন! এই অবস্থায় আপনার পায়ের পাতা আর গোড়ালি পরস্পরের সঙ্গে মিলে থাকবে আর পায়ের পাতার নীচের দিকটা আকাশের দিকে হয়ে থাকবে! এবার পা দুটোকে পেছন দিকে সরিয়ে দিন আর পা হাতের পেছন দিকে সরিয়ে দিন, যাতে বুক আর মাথা সাপের মত ওপরে উঠে যায়! হাত দিয়ে পাকে সামনের দিকে টানুন, এই সময় কনুই যেন সোজা হয়ে থাকে! এই আসনে হাঁটু সহজে ওপরে ওঠে না, কিছু দিন ব্যায়াম করার পরে ধীরে-ধীরে উঠতে লাগে! যতদিন না আপনার হাঁটু উঠছে, আসন সম্পূর্ণ হয় না, পূর্ণ লাভও প্রাপ্ত হয় না!

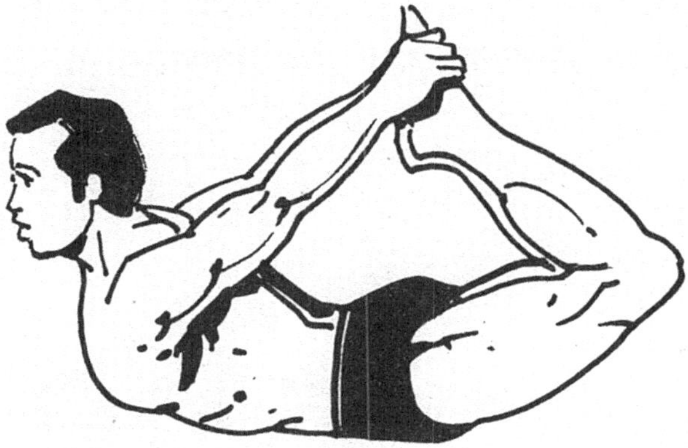

চক্রাসন

দুটো হাতকে আকাশের দিকে করে টান-টান করে দিন! হাতের তালু সামনের দিকে থাকবে! হাত দুটোকে পিঠের দিকে ধীরে-ধীরে ঝোঁকান, সঙ্গে-সঙ্গে কোমরও ঝুঁকিয়ে চলুন... ততক্ষন পর্যন্ত্য ঝুঁকিয়ে চলুন, যতক্ষন না হাত পেছন দিকে মাটি স্পর্শ করছে! এই অবস্থায় আপনার শরীর অর্ধ-চক্রাকার হয়ে পড়বে! কিছুক্ষন এই ভাবেই থাকুন, তারপর

হাত আর পাকে সামনের দিকে সরিয়ে পিঠকে মাটির ওপর নিয়ে আসুন! এই আসনটা 4-6 বার করুন!

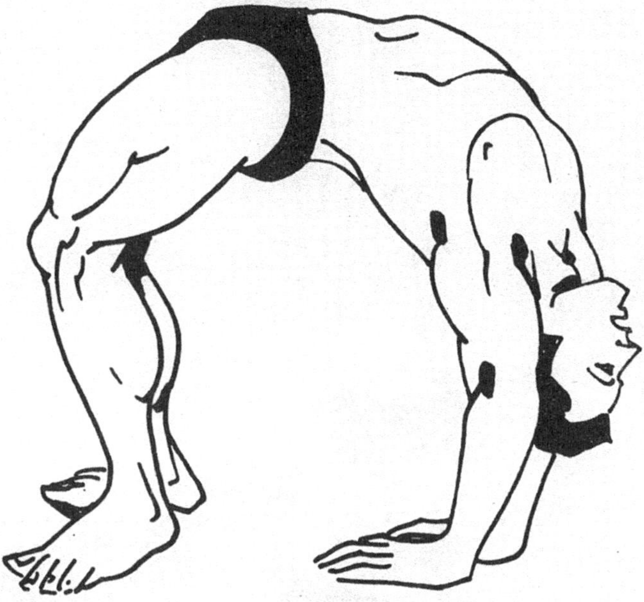

এই আসনে মেরুদণ্ড শক্তিপ্রাপ্ত হয়! কোমর, বুক, হাত আর পা রোগমুক্ত হয়ে ওঠে!

সর্বাঙ্গাসন

চিত হয়ে শুয়ে দুটো হাতকে পাশে টান-টান করে রাখুন! পায়ের পাতা দুটোকে পরষ্পরের সঙ্গে মিলিয়ে সামনের দিকে টান-টান করে রাখুন! গোড়ালি কিছুটা ওপরে উঠিয়ে পা দুটোকে ধীরে-ধীরে ওপরে ওঠান! পা পুরোপুরি উঠে গেলে এবার কোমরকে ওঠাতে শুরু করুন! এই অবস্থায় মেরুদণ্ডের প্রতিটা গাঁট উঠতে থাকবে! এমন কি পা দুটো সোজা আকাশের দিকে হয়ে পড়বে! পায়ের পাতা সোজা আকাশের দিকে হয়ে পড়বে! হাতের সহায়তায় পিঠকে ওপরে তুলে শরীরের পুরো ভার কাঁধের ওপরে দিয়ে দিন! থুতনী গলার নীচের গর্তে ঠেকিয়ে দিন! এই অবস্থাকে *'জলন্ধর-বধ'* বলে! এই ভাবে 8-10 মিনিট থাকুন, তারপর কোমরকে ধীরে-ধীরে মাটির ওপরে এনে পা দুটো আস্তে-আস্তে নীচে নিয়ে আসুন!

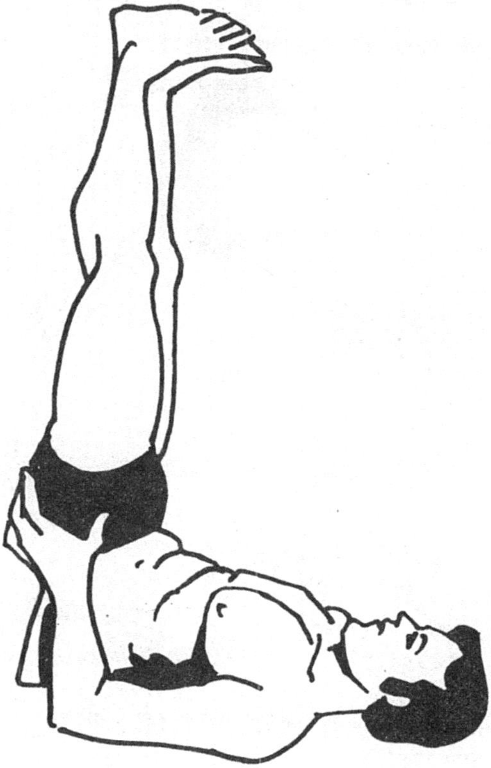

ঐই আসনে ঘাড়, পেট আর বুকের অসুখ দূর হয় ! মেরুদণ্ড শক্তিশালী হয় !

বজ্রাসন

দুটো পাকে সোজা করে বসুন, তারপর একটা পাকে হাঁটু থেকে মুড়ুন, তারপর অন্য পাটাকেও মুড়ে প্রথম পায়ের সমানান্তর করে নিন ! হাঁটু মাটির সঙ্গে লেগে থাকবে ! গোড়ালি পরস্পরের সঙ্গে জুড়ে থাকবে ! নিতম্ব পায়ের পাতার নীচের দিকের অংশের ওপরে আর থাই পায়ের ডিমের ওপরে থাকবে... এটা মনে রাখবেন ! মেরুদণ্ড আর মাথা সোজা টান-টান হয়ে থাকবে ! হাতের পাতা হাঁটুর ওপরে থাকবে ! কনুই সোজা আর টান-টান হয়ে থাকবে ! দৃষ্টি সামনের দিকে স্হির হয়ে থাকবে !

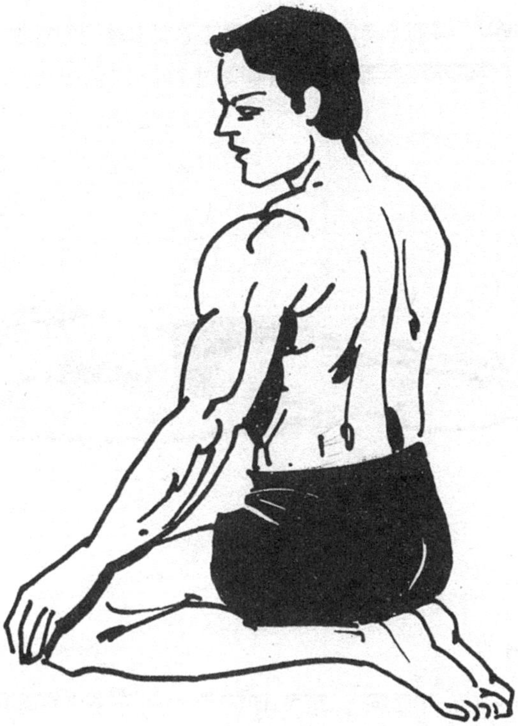

ঐই আসনে হাঁটু শক্তিশালী হয়ে ওঠে! বজ্র নাড়ি দৃঢ় হয়ে ওঠে! শরীরে রক্তসঞ্চার সুচারুরূপে হতে থাকে!

শবাসন

বডি বিল্ডিংয়ের ক্লান্তিকর ব্যায়ামগুলোর পরে যদি শবাসন লাগানো যায়, তাহলে ব্যায়ামকারীর সমস্ত ক্লান্তি দূর হয়ে পড়ে আর শরীরের অঙ্গে-অঙ্গে স্ফূর্তির সঞ্চার হয়!

শবাসন করার জন্য চিত হয়ে শুয়ে পড়ুন! হাতের পাতা মাটিতে ঠেকিয়ে ঢিলা করে ছেড়ে দিন! এবার গভীর-গভীর নিঃশ্বাস নিন এবং ছাড়ুন!

নিজের মন থেকে বিভিন্ন প্রকারের চিন্তা-ভাবনাকে বাইরে বের করে দিতে থাকুন! এর জন্য আপনি নিজের সমস্ত মনোযোগ প্রথমে পায়ের আঙুলের ওপরে কেন্দ্রীভূত করুন, তারপর পায়ের ডিমের ওপরে, হাঁটুর ওপরে, থাইয়ের ওপরে... এই ভাবে ওপর দিকে উঠতে-উঠতে মস্তিষ্কে পৌঁছে যান! এতক্ষনে আপনি এক মিষ্টি ঘুমের মধ্যে তলিয়ে যাবেন...

এমন এক ঘুম, যাতে আপনি ঘুমিয়ে থেকেও সম্পূর্ণ জ্ঞানে থাকবেন। এটাই হচ্ছে শবাসনের আদর্শ অবস্থা।

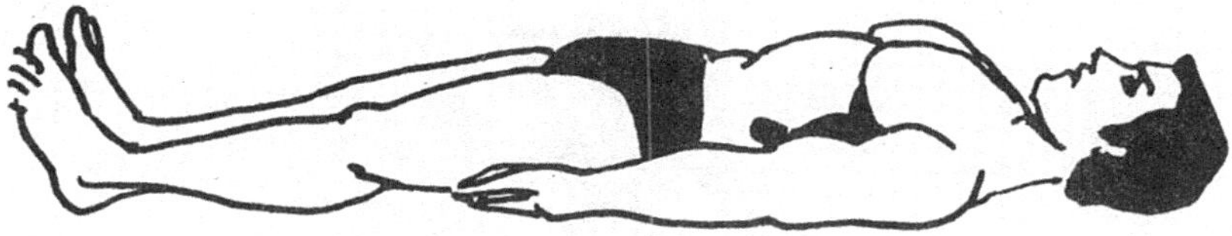

তাড়াসন

দুটো পা জুড়ে দাঁড়ান। হাত দুটোকে ওর দিকে টান-টান করে ধরুন। শ্বাস টেনে বুকের ভেতরে আটকে রাখুন। পায়ের গোড়ালি তুলে পায়ের আঙুলের ওপরে ভর করে হাঁটুন। যতটা সম্ভব হয়, শরীরের প্রতিটা অঙ্গ কে ওপর দিকে টেনে রাখুন! শ্বাস, সহজভাবে যতক্ষন বুকের মধ্যে

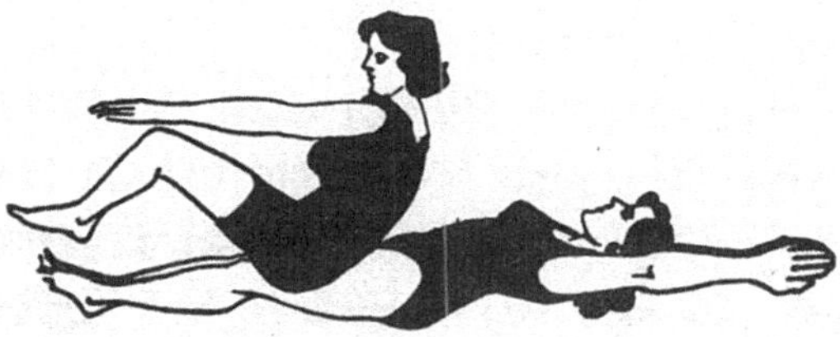

আটকে রাখতে পারবেন, ততই ভালো। এবার শ্বাস ছেড়ে শরীরকে ঢিলে ছেড়ে দিন। আসনের পরে দুটো পাকে ওপর দিকে তুলে হাঁটু পেটের সঙ্গে লাগান।

এই ব্যায়ামে উচ্চতা বাড়ে, কোমর আর পায়ের মেদ কমে যায়। শরীর মজবুত আর আকর্ষক হয়ে ওঠে।

শীর্ষাসন

এই আসনে মাথা নীচে আর পা ওপর দিকে থাকে। শুরু-শুরুতে দেওয়ালের সাহায্য নিয়ে বা অন্য কারো সাহায্য নিয়ে করতে পারেন।

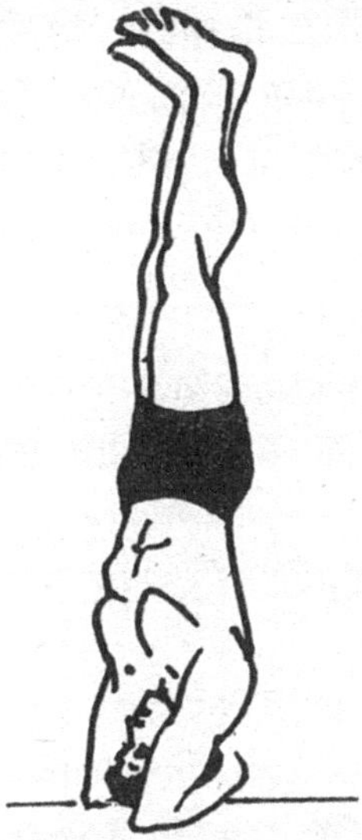

মাটিতে একটা মোটা গদী পেতে নিন, তারপর হাঁটুতে ভর করে বসে দুটো হাতের আঙুলগুলো পরস্পরের সঙ্গে মিলিয়ে নিন আর একটা বৃত্তের মতন বানিয়ে মাথাকে গদীর ওপরে রাখুন। এবার হাঁটুকে এতটা ওপরে ওঠান, যাতে পা থেকে থাই পর্যন্ত অংশ একদম সোজা হয়ে পড়ে। এরপর পা দুটোকে মুড়ে ওপরে উঠিয়ে নিন (অথবা দেওয়ালের সঙ্গে সাঁটিয়ে নিন)। এবার পা দুটোকে ধীরে-ধীরে সোজা করুন।

শুরুতে এই আসন 10-15 সেকেণ্ড করাটাই উচিত। তারপর ধীরে-ধীরে সময় বাড়ানো উচিত। অভিজ্ঞদের মত অনুযায়ী, এই আসন 5 মিনিটের বেশী কখনোই করা উচিত নয়।

≺16≻

বডি বিল্ডিংয়ে মালিশের গুরুত্ব

এমনটা বলা হয়ে থাকে যে, খাবারে তেল-ঘি খেলে ততটা লাভ হয় না, যতটা লাভ শরীরে লাগালে হয়!

শরীরে তেল লাগানোর ক্রিয়াকে মালিশ বা ম্যাসাজ বলে! বডি বিল্ডিংয়ের ক্লান্তিকর ব্যায়ামগুলোর পরে করা মালিশ সব ক্লান্তিকে দূর করে দেয়! মালিশে মাংসপেশী সুপুষ্ট আর নমনীয় হয়ে ওঠে, রক্তসঞ্চার দ্রুত হয় আর নাড়ি-সংস্থান ক্রিয়াশীল হয়ে ওঠে!

মালিশ করার নিয়ম ঃ

(1) মালিশের সময় শান্তচিত্ত হওয়া উচিত! টেনশন, ক্রোধ, খিট্‌খিটে ভাব মাংশপেশীতে টানের সৃষ্টি করে আর তাতে মালিশের প্রভাব ঠিকমত হয় না!

(2) মালিশ করার স্থানটা পরিস্কার-পরিচ্ছন্ন আর হাওয়াদার হওয়া উচিত!

(3) যদি নিজে-নিজে মালিশ করতে হয়, তাহলে বসে করুন, দাঁড়িয়ে বা শুয়ে নয়! যদি অন্য কাউকে দিয়ে মালিশ করান, তাহলে মাটিতে বা তক্তপোশে মাদুর, সতরঞ্চি ইত্যাদি বিছিয়ে তার ওপরে শুয়ে মালিশ করান!

(4) মালিশ সর্বদা নীচের দিক থেকে ওপর দিকে হওয়া উচিত! এর ফলে দূষিত রক্ত বহনকারী নলিকাগুলোর রক্ত সঞ্চালন ওপর দিকে হয় আর হৃদয়ে বেশী মাত্রায় দূষিত রক্ত পৌঁছে শুদ্ধ রক্ত হয়ে পড়ে!

(5) মালিশ করার সময় হাত বা হাতের আঙুল দ্রুত নাড়ালে লাভ হয় না! চাপ দিয়ে-দিয়ে ধীরে-ধীরে মালিশ করা উচিত! চাপ এতটাই দেওয়া উচিত, যতটা চাপ শরীর সহ্য করতে পারবে!

(6) মালিশ কমপক্ষে আধ ঘন্টা থেকে পৌনে এক ঘন্টা হওয়া উচিত!

(7) মালিশ করার জন্য সর্ষের তেল বা নারকেল তেল ভালো কাজ

দেয়! যদি এই তেল শিশিতে পুরে দু-চার দিন রোদে রেখে দেওয়া হয়, তাহলে তেলের গুণ আরও বৃদ্ধি পায়!

(৪) মালিশ আগে পায়ের, পরে হাতের, পেটের আর বুকের করুন! এরপর নিতম্ব আর পিঠের মালিশ করুন! সবার শেষে মুখের আর মাথার!

(9) মালিশের পরে অবশ্যই স্নান করুন... কিন্তু কিছুক্ষন বিশ্রাম করে নেবার পরে!

মালিশের বিধি

এমনিতে তো মালিশ, লোকেরা নিজেদের সুবিধা অনুযায়ী যেমন ইচ্ছে করে নেন! মালিশ করার ব্যাপারে নিয়মগুলো ওনারা অনেক সময় মানতে চান না! কিন্তু নিয়মানুসার বিধিপূর্বক মালিশ করার জন্য ওনাদের অতিরিক্ত কোন খরচ করতে হয় না... শুধু কিছুটা সাবধানতা অবলম্বন করতে হয়! এখানে আমরা মালিশের কিছু জনপ্রিয় বিধির উল্লেখ করছি!

দাঁড়িয়ে চাপড়ানো

এই বিধিতে হাতের আঙুলগুলোকে খুলে আঙুলগুলো একটু মুড়ে শরীরের ওপরে মৃদু আঘাত করা হয়! এই আঘাত দুটো হাতের তালু দিয়ে করতে-করতে এগোন হয়! আঘাত করার সময় হাত শিথিল ছেড়ে দেওয়া উচিত!

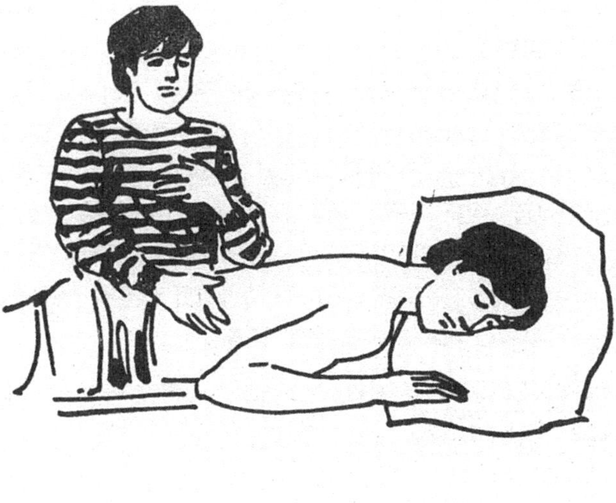

এই বিধি রক্তসঞ্চারকে দ্রুত করে মাংসপেশীকে অতিরিক্ত শক্তিপ্রদান করে!

মর্দনক্রিয়া

এই বিধিতে মালিশ করার জন্য মালিশকারীর হাঁটু পেছনে মুড়ে বসা উচিত, যাতে উনি প্রয়োজন অনুযায়ী নিজের শরীরকে চাপ সৃষ্টি করার জন্য ব্যবহার করতে পারেন!

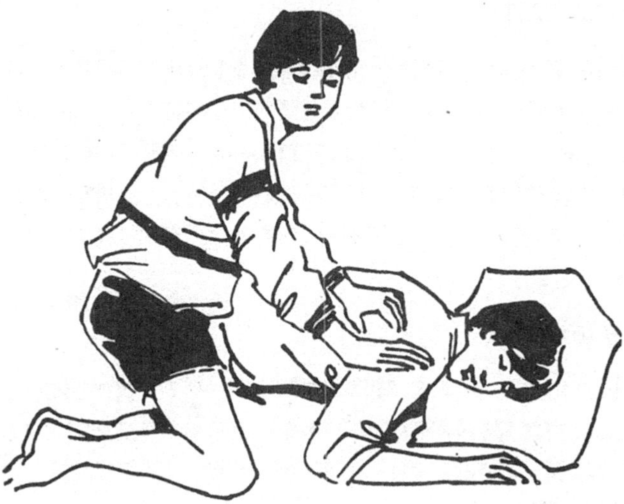

ছবিতে যেমনটা দেখানো হয়েছে, দুটো হাতকে যে ব্যক্তির মালিশ করা হচ্ছে, তার পিঠে মেরুদণ্ডের ঠিক মাঝখানে কোমরের কাছে রাখুন! এবার বাঁ হাতের পাতা না উঠিয়ে আঙুলের দিকে উঠিয়ে বাঁ দিকে ঘোরান! এর সাথে-সাথে ডান হাতের পাতাও এই ভাবে আঙুলের দিকে উঠিয়ে ঘোরান! দুটো হাতকে এই ভাবে চাপ সৃষ্টি করতে-করতে কোমরের ওপরের দিকে নিয়ে যান আর এই ভাবেই নীচের দিকে নিয়ে যান! এই বিধিতে নিতম্বেও মালিশ করুন! মালিশ করার সময় এতটাই চাপ দিন, যতটা চাপ শরীর সহ্য করতে পারবে!

এই বিধিতে মালিশ করলে শরীরের মাংসপেশীতে টান-টান ভাবের সৃষ্টি হয়! রক্ত-শিরার রক্ত প্রথমে বেরিয়ে পরে দ্রুত ভরে চলে!

মাংসপেশীতে টানভাবের সৃষ্টি হওয়ায় মাংসপেশী নমনীয় হয়ে ওঠে আর অনাবশ্যক মেদ ঝরে যায়। শরীরে স্ফূর্তি আসে।

হাত বোলানো

এই বিধিতে হাতের তালু দিয়ে গোটা শরীরে হাত বোলানো হয়। হাতের তালুকে মৃদু চাপ দিয়ে ওপর থেকে নীচে – নীচ থেকে ওপরে এবং ডান দিক-বাঁ দিকে হাত বোলানো উচিত।

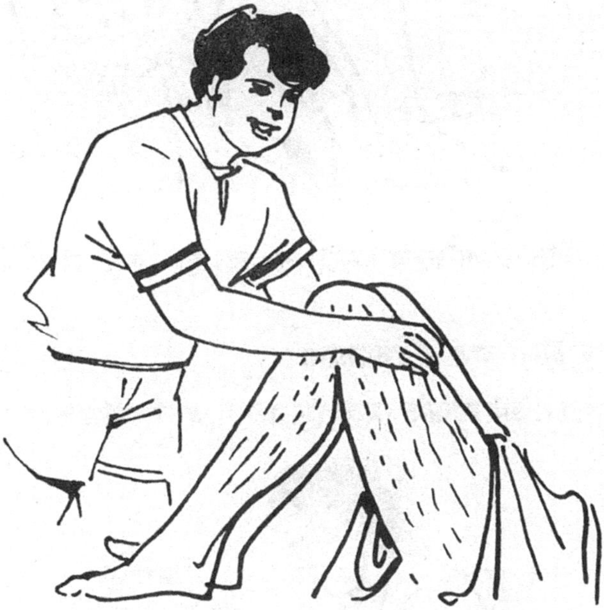

এতে শরীরের ক্লান্তি দূর হয়। টেনশন কম হয়, অলসতা দূর হয়ে শরীরে স্ফূর্তি আসে। দুর্বল নাড়ি শক্তিপ্রাপ্ত হয়। রক্তচাপে লাভ হয়।

বেলন ক্রিয়া

এই বিধিতে পেট, পিঠ আর বুকের মালিশ করা হয়। এতে পেট, পিঠ আর বুকের মাংসকে হাত দিয়ে ধরে বেলন-ক্রিয়া করতে-করতে ডান দিকে-বাঁ দিকে চালানো উচিত। সামনের দিকে এগিয়ে হাত দিয়ে পেছন দিকের মাংসকে ছেড়ে যেতে হয় এবং সামনের দিকের মাংসকে ধরে এগোতে হয়।

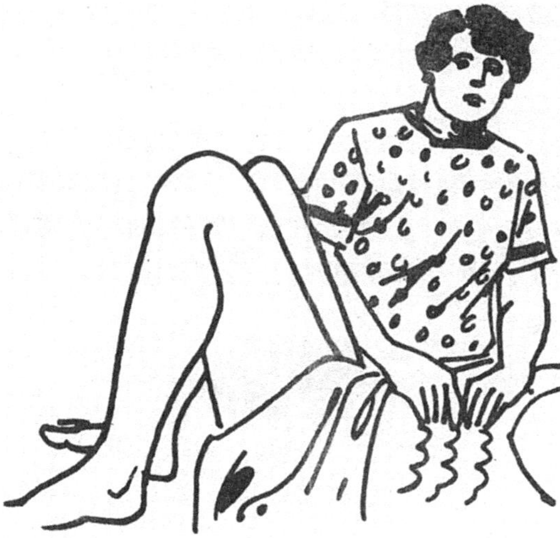

ঐই বিধিতে শরীরের মোটাপন দূর হয় এবং অনাবশ্যক চর্বি ছেঁটে যায় !

নাট-বলটু টাইট করা / ঘোরানো

মালিশের এই পদ্ধতি কেবলমাত্র পা, হাত, ঘাড়েই প্রয়োগ করা হয় !

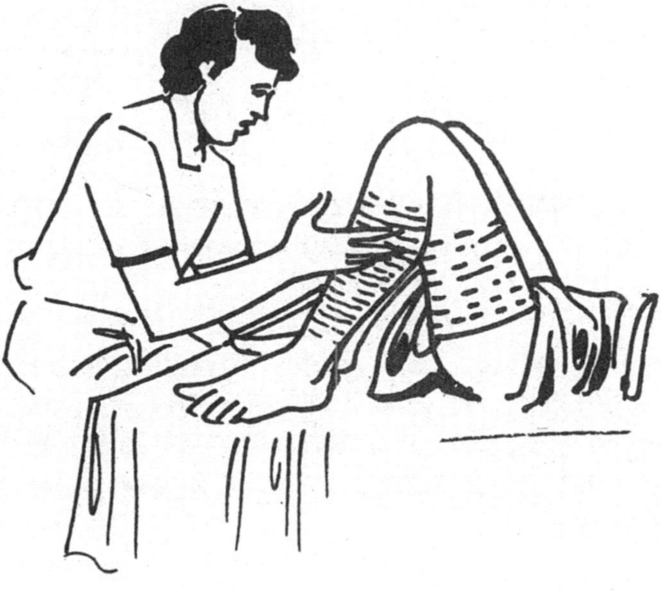

এই বিধিতে দুটো হাতের আঙুলগুলোকে পায়ের চার দিকে জড়িয়ে নাট-বল্টু কষবার মত করে ঘোরানো হয়! পা আর গোড়ালির কাছ থেকে দুটো হাতের ঘেরা বানিয়ে ঘুরিয়ে-ঘুরিয়ে ওপর দিকে থাই পর্যন্ত্য নিয়ে যাওয়া হয়!

এই মালিশে শরীরের শিরা-উপশিরা পর্যন্ত্য উত্তেজিত হয়ে ওঠে! ত্বকের রোগ দূর হয়!

চাপ দেওয়া / টিপে-টিপে মালিশ

এই মালিশে শরীরের ওপর দিকের মাংসপেশীকে আঙুল আর বৃদ্ধাঙ্গুষ্ঠ দ্বারা ওপরে টেনে টিপে-টিপে সামনের দিকে হৃদয়ের দিকে এগোতে হয়!

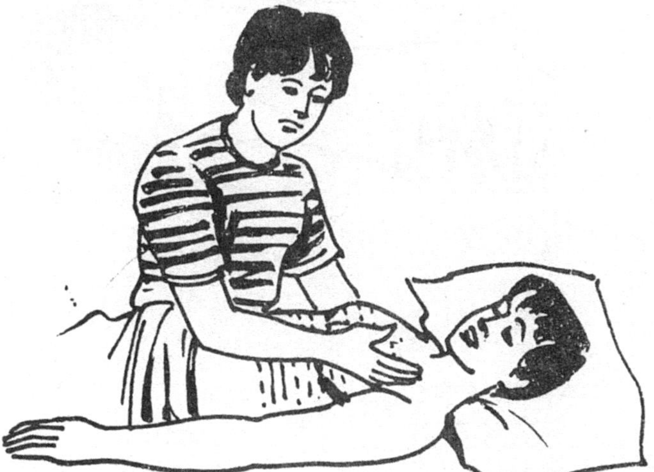

ঘুঁষি মারা

এই বিধিতে হাতের আধখোলা মুঠি দিয়ে শরীরের ওপরে হাল্কা-হাল্কা প্রহার করতে-করতে এগোতে হয়! এরপর ধীরে-ধীরে ঘুঁষির প্রহার তীব্র করতে হয়! এতে মাংসপেশীর আশপাশের রোগ দূর হয়ে রক্তসঞ্চার

তীব্র হয়! অনাবশ্যক মোটাপন কম হয়ে পড়ে! এই ক্রিয়ার বেশ কয়েকবার পুনরাবৃত্তি করা উচিত!

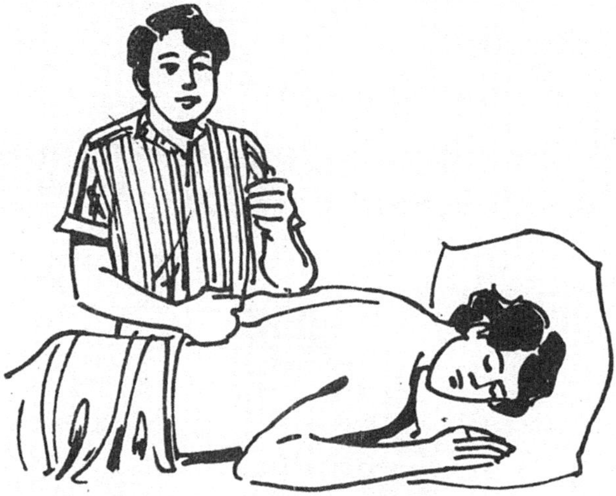

‹17›

মহিলাদের জন্য উপযোগী ব্যায়াম

প্রায়ই অনেক মহিলাদের মধ্যে বডি বিল্ডিং করার শখ দেখতে পাওয়া যায়, কিন্তু সংকোচবশতঃ ওনারা নিজেদের এই শখ পূরণ করতে পারেন না! এটা জরুরী নয় যে, বডি বিল্ডিং-য়ে শরীরের প্রতিটা অঙ্গ-প্রত্যঙ্গ উন্নত দেখাতেই হবে! এক সুস্হ শরীরও এই শ্রেণীতে আসতে পারে! বস্তুতঃ ফিটনেসই হচেছ বডি বিল্ডিং-য়ের চরমোৎকর্য! আমরা এখানে এমন কিছু ব্যায়ামের উল্লেখ করতে চলেছি, যেগুলো মহিলারা কিছুটা সময় বের করে, যে কোন জায়গাতেই করতে পারেন আর নিজের শরীরকে ফিট্ রাখতে পারেন!

প্রথম ব্যায়াম

চিত হয়ে শুয়ে পড়ুন! হাত দুটোকে শরীরের দু পাশে সেঁটে ধরে মাটির সঙ্গে লাগিয়ে নিন! এবার একটা পা উঠিয়ে হাঁটু বুকের সঙ্গে স্পর্শ করান আর তারপর আবার হাঁটু মাটির সঙ্গে লাগিয়ে দিন! এই ব্যায়ামটা অন্য পা দিয়েও করুন!

ব্যায়াম করার সময় যখন পা ওপরে ওঠাবেন, তখন শ্বাস নিন আর পা নীচে আনার সময় শ্বাস ছাড়ুন!

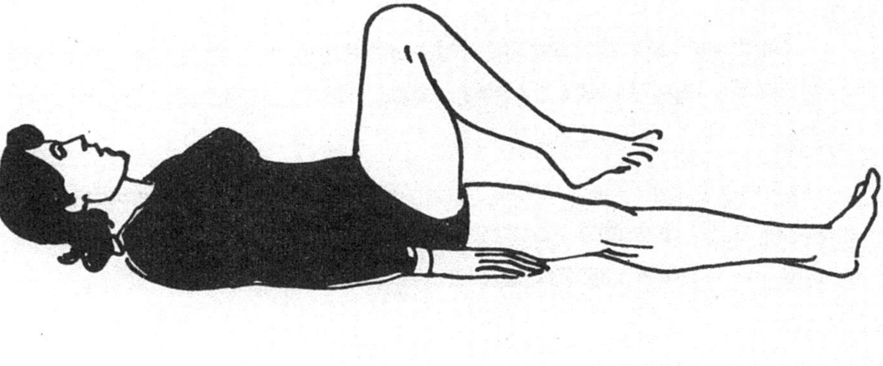

দ্বিতীয় ব্যায়াম

উপড় হয়ে শুয়ে হাত নিতম্বের পাশে রাখুন! আপনার কনুই দুটো ওপর দিকে হয়ে থাকবে! হাতের আঙুলগুলোকে কাঁধের দিকে রেখে হাতের তালু মাটির সঙ্গে টিঁকিয়ে দিন! এবার মাথা, কাঁধ আর বুক যতটা ওপরে ওঠাতে পারেন, ওঠান – যাতে আপনার পিঠ ধনুকের আকার গ্রহণ করে! এবার হাত আর পায়ের পাতাকে নিজের জায়গায় রেখে নিতম্বকে ওপর দিকে উঠিয়ে চলুন!

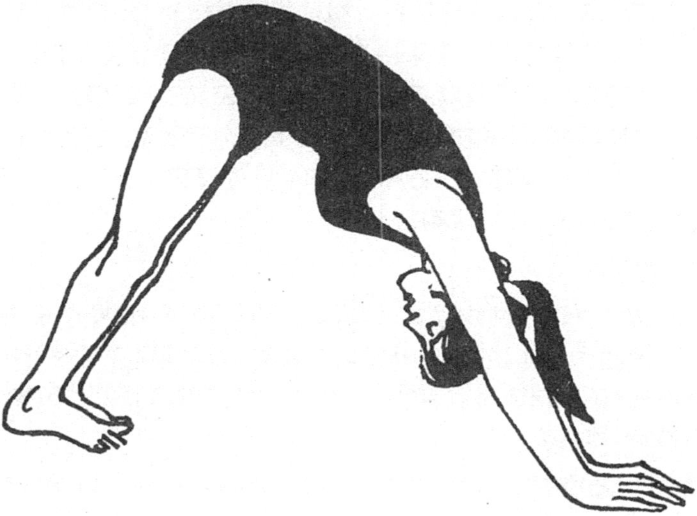

শরীরের সমস্ত ওজন হাত আর পায়ের ওপরে ছেড়ে দিন, কিন্তু হাঁটু আর কনুই সোজা রাখবেন! পেটকে ভেতর দিকে টানুন আর ঐ অবস্থাতেই রাখুন!

8-10 সেকেণ্ড এই অবস্থাতেই থাকুন! এবার শরীরকে আগের সেই অবস্থায় নিয়ে আসুন, যখন আপনার পিঠ ধনুকের মত আকার গ্রহণ করেছিল! এরপর আবার একবার শুরুর অবস্থানে ফিরে যান!

তৃতীয় ব্যায়াম

হাঁটুর বুকের দিকে আর পায়ের পাতা মাটির সঙ্গে লাগিয়ে সোজা হয়ে বসে পড়ুন! হাত দুটোকে মাথার পেছনে নিয়ে গিয়ে আঙুলগুলোকে পরস্পরের সঙ্গে আটকে নিন! শরীরের ওপরের ভাগকে 45^0 কোন বানানো পর্যন্ত্য পেছন দিকে নিয়ে যান আর ধীরে-ধীরে (ছবি দেখুন) ঘোরান!

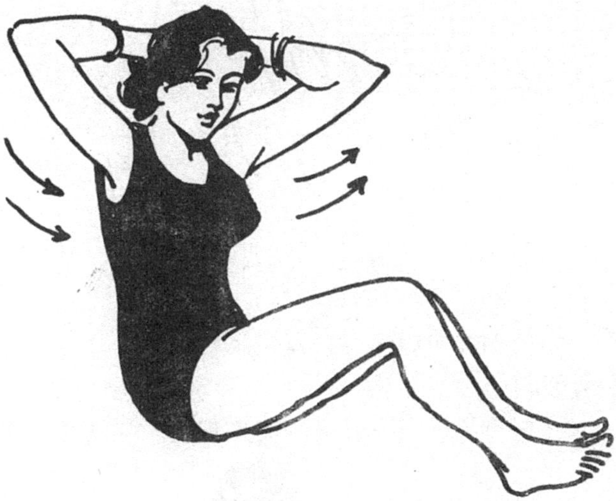

প্রথমে পুরো বাঁ দিকে ঘোরান, তারপর ডান দিকে! এবার আগের অবস্থায় ফিরে গিয়ে ব্যায়ামটা আবার করুন!

চতুর্থ ব্যায়াম

পা দুটোকে কাঁধের সমান দু পাশে ছড়িয়ে হাত নিতম্বের ওপরে রেখে দাঁড়ান! এবার বাঁ হাত মাথার ওপর দিয়ে নিয়ে গিয়ে ডান কানে স্পর্শ করান! ডান হাতকে নীচের দিকে ছেড়ে রেখে ডান দিকে ঝুঁকুন! শরীরের বাঁ দিকে যতটা পারেন, টান-টান ভাব সৃষ্টি করুন!

মনে রাখবেন যে, বাঁ হাতকে নীচে নিয়ে যাবার জন্য পেছন দিকে বা সামনের দিকে ঝুঁকবেন না! শুরুর অবস্থায় ফিরে গিয়ে এবার এই

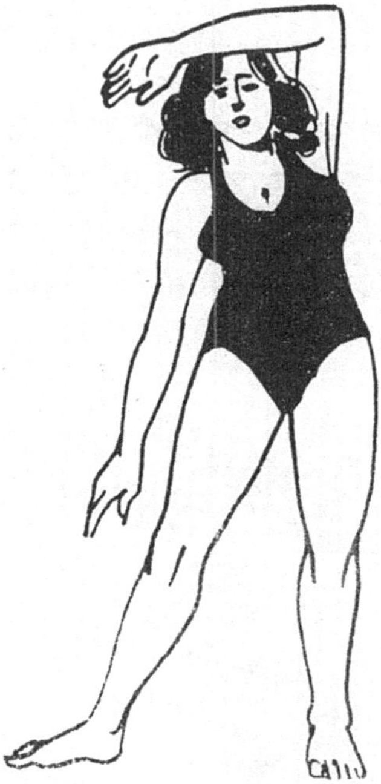

ব্যায়ামটা অন্য হাত দিয়েও করুন।

পঞ্চম ব্যায়াম

পা দুটোকে কাঁধের সমান দু পাশে ছড়িয়ে দাঁড়ান। হাত স্বাভাবিক

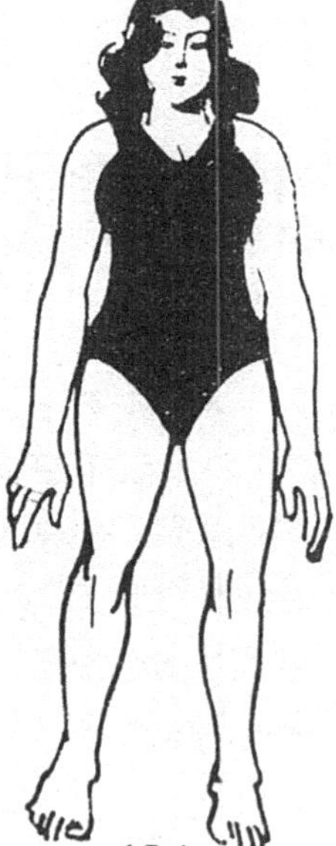

অবস্হায় শরীরের দু পাশে ঝুলে থাকবে ! কনুই সোজা রাখুন ! এবার ডান দিকের নিতম্বকে ডান দিকে ওপর দিকে টানুন ! ডান পাকে পাশের দিকে নড়াবেন না আর ওটাকে ওঠাবার চেষ্টাও করবেন না ! যদি পায়ের পাতা নিজে থেকে শূণ্যে উঠে পড়ে, উঠতে দিন ! নিতম্বকে আরও ওপর দিকে ওঠান আর এটা চেষ্টা করুন, যাতে ওটা সব থেকে নীচের খাঁজে স্পর্শ করে !

শুরুর অবস্হায় ফিরে আসার পরে এই ব্যায়ামটা বাঁ দিকেও দু বার করুন !

ষষ্ঠ ব্যায়াম

চিত হয়ে শুয়ে পড়ুন ! হাত দুটোকে দু পাশে রাখুন ! এবার প্রথমে বাঁ পাকে ওপরে ওঠান আর সোজা করে ধরুন ! এরপর ধীরে-ধীরে পা নীচে আনুন ! এবার ডান পাকেও এই ভাবে ওপরে ওঠান ! এই ভাবে একবার ডান পা, একবার বাঁ পা ওপরে তুলে এই ব্যায়ামটা 15-20 বার করুন !

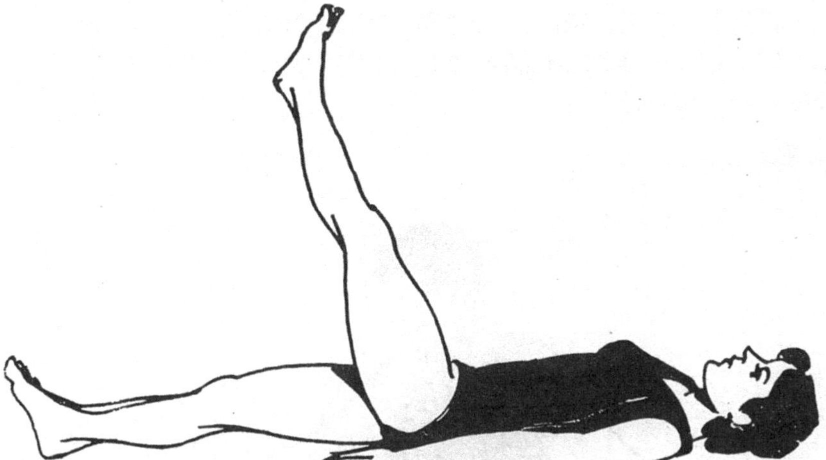

সপ্তম ব্যায়াম

চিত হয়ে শুয়ে হাঁটু দুটোকে বুকের দিকে ওপরে তুলে, মাথা ওপরে তুলে দু হাত দিয়ে দুটো হাঁটু ধরে নিন ! চেষ্টা করুন, যাতে হাত দিয়ে হাঁটুকে পেট আর বুকের সঙ্গে যতটা বেশী সম্ভব সাঁটাতে পারেন ! এবার ধীরে-ধীরে সামনে-পেছনে দুলুন !

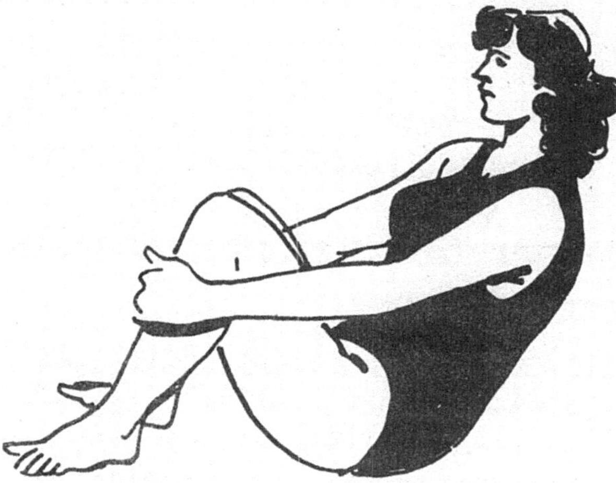

দোলার এই প্রক্রিয়াটা ঠিক তেমন হবে, যেমনটা বাচ্চারা অর্ধচক্রাকার কাঠের ঘোড়ায় চেপে সামনে-পেছনে দোলে! এই প্রক্রিয়া 1-1 মিনিট করে 5-6 বার করুন!

অষ্টম ব্যায়াম

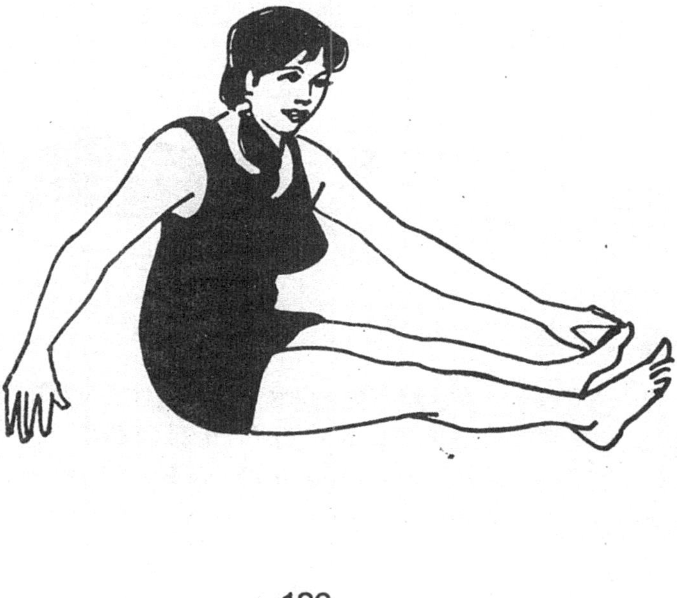

মাটিতে বসে নিজের দুটো পাকে কিছুটা ছড়িয়ে সামনের দিকে মাটির সঙ্গে লাগিয়ে নিন! এবার দুটো হাতকেও পায়ের দিকে লম্বা করে ধরুন! এবার প্রথমে বাঁ হাত সামনে বাড়িয়ে ডান পায়ের বৃদ্ধাঙ্গুষ্ঠকে শরীর ঝুঁকিয়ে ধরুন! ঠিক এই ভাবে, হাত ফিরিয়ে এনে এবার ডান হাত এগিয়ে বাঁ পায়ের বৃদ্ধাঙ্গুষ্ঠ ধরুন!

এই ব্যায়ামে আপনার শরীরের কোমর থেকে ওপর পর্যন্ত্য ভাগ ডান দিকে-বাঁ দিকে ঘুরবে আর সামনের দিকে ঝুঁকবে! এই ভাবে ডান হাত দিয়ে দুটো পায়ের বৃদ্ধাঙ্গুষ্ঠ পালা করে ধরার ব্যায়াম করুন! শরীর সোজা রাখুন, ওপর দিকে তুলবেন না!

নবম ব্যায়াম

সোজা দাঁড়িয়ে পা দুটোকে একটু ফাঁক করে নিন আর হাত দুটোকে নিজের নিতম্বের পাশে রাখুন! এবার ধীরে-ধীরে পেছন দিকে ঝুঁকে চলুন, যাতে আপনার শরীর ধনুকের আকার নেয়! পেছন দিকে যতটা পারেন, ঝুঁকুন!

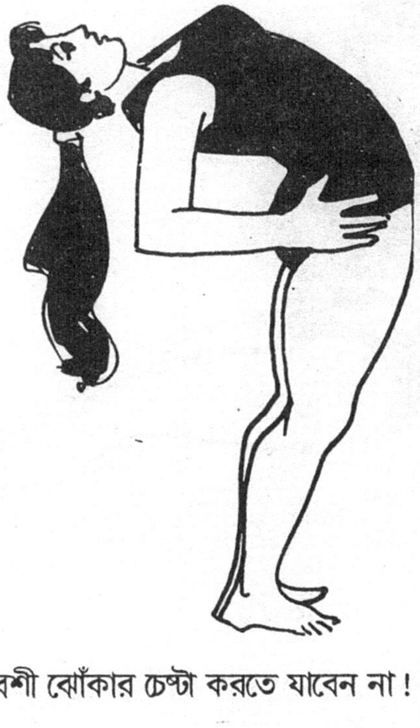

শুরু-শুরুতে বেশী ঝোঁকার চেষ্টা করতে যাবেন না! ধীরে-ধীরে ঝোঁকার মাত্রা বাড়ান!

দশম ব্যায়াম

মাটিতে চিত হয়ে শুয়ে পড়ুন ! হাত দুটোকে পাশে ছড়িয়ে দিন ! হাঁটু কিছুটা মুড়ে নিন ! কাঁধ মাটিতেই লেগে থাকবে ! এবার শরীরকে বাঁ দিকে ঘোরান !

শরীরকে ডান দিকে আর বাঁ দিকে ততক্ষন পর্যন্ত্য ঘোরান, যতক্ষন না হাঁটু মাটি স্পর্শ করছে ! এই ব্যায়ামটা 12 বার করুন ! মনে রাখবেন, কোমরের ওপরের ভাগ যেন স্হির হয়ে থাকে !

একাদশ ব্যায়াম

পা দুটোকে সামনের দিকে ছড়িয়ে মাটিতে বসুন ! এবার নিজের দুটো হাত কোমরে রেখে কোমরের ওপরের ভাগকে বাঁ দিকে যতটা ঘোরাতে পারেন, ঘোরান ! এই ভাবে, ডান দিকেও ঘোরান !

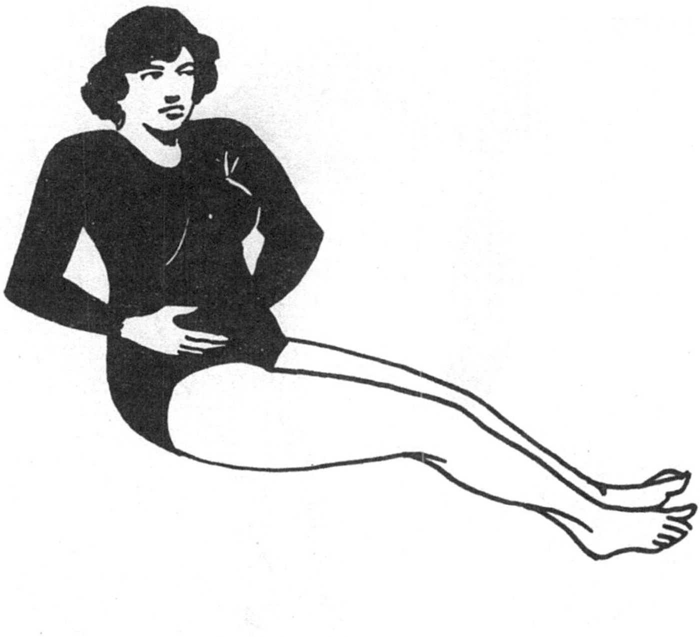

এই ব্যায়াম ডান দিক-বাঁ দিক মিলিয়ে 15-20 বার করুন !

দ্বাদশ ব্যায়াম

সোজা দাঁড়িয়ে পা দুটোকে ছড়িয়ে দিন! এবার বাঁ হাঁটু মুড়ে (ছবি দেখুন) দুটো হাত মাথার পেছনে এনে পরস্পরের সঙ্গে যুক্ত করে দিন! এবার কোমরের ওপরের ডান দিকের অংশ নীচের দিকে যতটা পারেন, ঝোঁকান! এরপর ডান পায়ের হাঁটু মুড়ে এই ব্যায়ামটা অন্য দিকেও করুন!

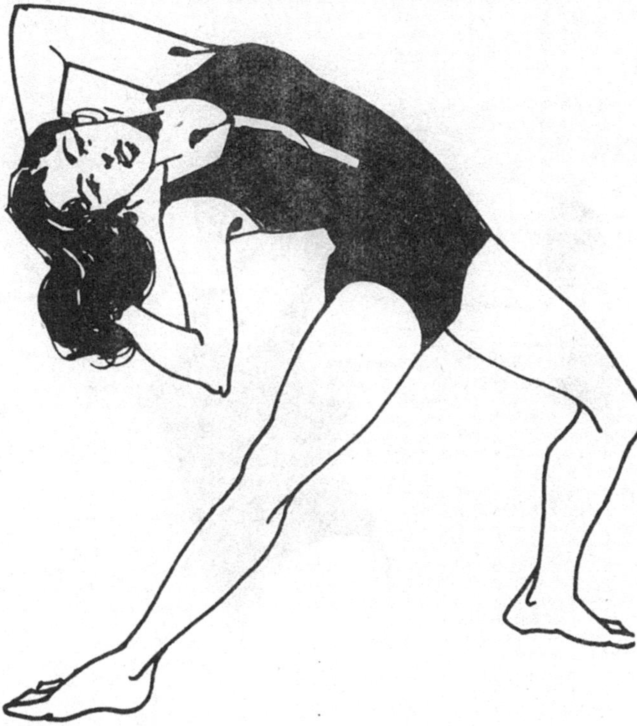

এই ব্যায়ামটা নিয়মিত 18-20 বার করুন!

ত্রয়োদশ ব্যায়াম

হাতে দুটো ডাম্বেল ধরুন আর পা জুড়ে সোজা হয়ে দাঁড়ান! এবার হাত দুটোকে মাটির সমান্তরাল রেখায় দু পাশে ছড়িয়ে দিন! এরপর ডাম্বেল দুটোকে বুকের দিকে নিয়ে আসুন! কিছুক্ষন থেমে থেকে আবার একবার হাত দুটোকে দু পাশে ছড়িয়ে দিন! এই ব্যায়াম শুরুতে 10-12 বার করুন, তারপর বাড়ান!

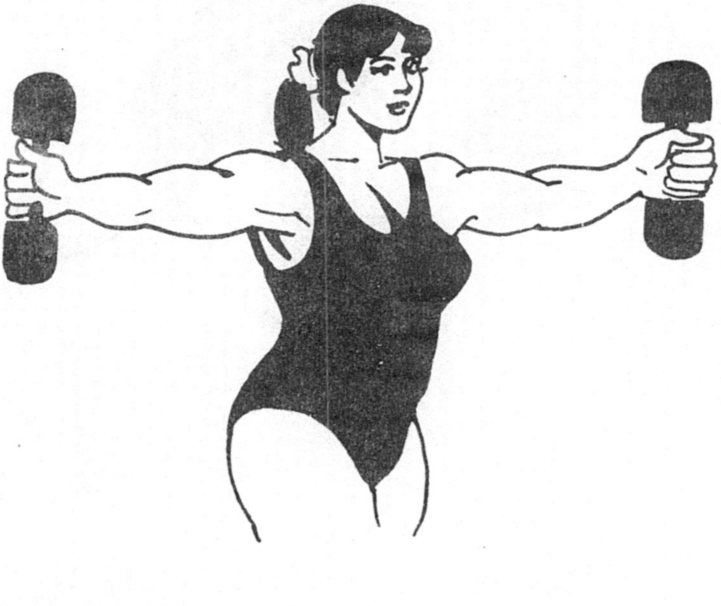

চতুর্দশ ব্যায়াম

দুটো হাল্কা ডাম্বেল হাতে নিয়ে সোজা হয়ে দাঁড়ান। পা দুটোকে দু পাশে ছড়িয়ে দিন, তারপর হাত দুটোকে নীচের দিকে করে ঝুঁকে পড়ুন। এবার কোমর আর ডাম্বেলসমেত দুটো হাতকে ঘড়ির পেণ্ডুলামের মত যান্ত্রিক ভাবে 18-20 বার পর্যন্ত্য অথবা দু মিনিট পর্যন্ত্য নড়ান। এই ব্যায়ামে কোমর সরু হয়ে পড়ে।

পঞ্চদশ ব্যায়াম

সুখাসনে বসে হাত দুটোকে মাথার পেছনে এনে পরস্পরের সঙ্গে যুক্ত করে নিন! এবার কোমর একদম সোজা করে রেখে শরীরকে ডান দিকে-বাঁ দিকে ঘোরান! এই ব্যায়ামটা দু দিকে 10-10 বার করুন!

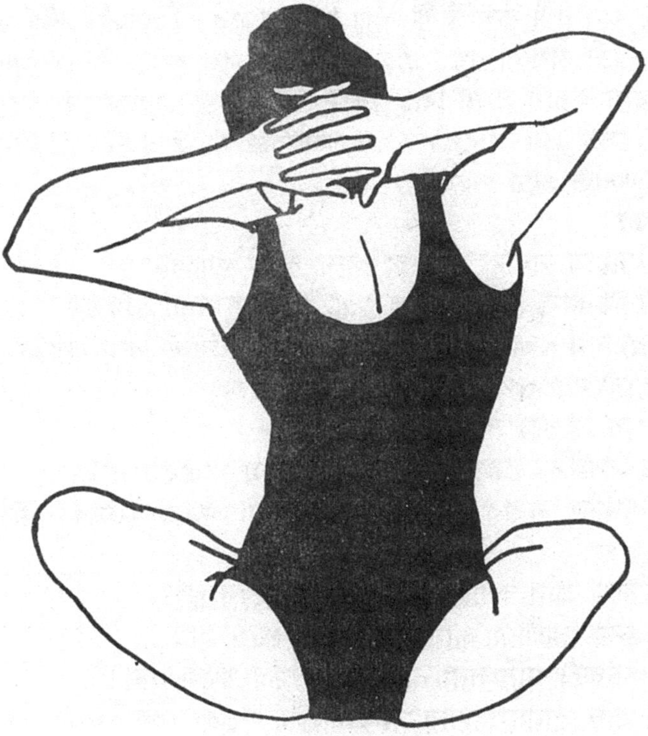

≺18≻

পরামর্শ এবং সাবধানতা

ব্যায়াম করে বডি বানাবার আগে কিছু-কিছু সাবধানতা অবলম্বন করাটা অত্যন্ত আবশ্যক! এই বইতে বডি বিল্ডিং-য়ের জন্য যে সব ব্যায়ামের উল্লেখ করা হয়েছে, সেগুলো দিশা-নির্দেশ মাত্র, সেগুলোকে প্রয়োজন অনুযায়ী কম-বেশী করা যেতে পারে! নিয়মের মধ্যে বাঁধা পড়ে ব্যায়াম করাটা জরুরী নয়! এই সব নিয়ম পূর্ণ রূপে শিথিলযোগ্য! তবে হ্যাঁ, ব্যায়াম করার সময় কিছু-কিছু সাবধানতা অবলম্বন করাটা অত্যন্ত জরুরী! সেই সব সাবধানতা অবলম্বন না করলে আপনার লাভের পরিবর্তে ক্ষতি হতে পারে!

সাবধানতা

(1) ব্যায়াম সর্বাদা শুদ্ধ হাওয়ায় করা উচিত!

(2) শৌচকার্য্য সেরে খালি পেটে ব্যায়াম করা উচিত!

(3) ব্যায়াম করার সময় শান্ত থাকুন – হাসলে, রাগ করলে আর চিন্তা করলে ব্যায়ামের ওপরে খারাপ প্রভাব পড়ে!

(4) খুব ঠাণ্ডায় ব্যায়াম করবেন না!

(5) কেরোসিন তেলের আলোয় ব্যায়াম করবেন না!

(6) ব্যায়াম করার সময় কোন যোগ্য অনুদেশকের পরামর্শ গ্রহণ করুন!

(7) রোগ আর ক্লান্তিতে ব্যায়াম করবেন না!

(8) হৃদয় রোগীরা ব্যায়াম করতে যাবেন না!

(9) গর্ভবতী মহিলারা ব্যায়াম করতে যাবেন না!

(10) যদি ব্যায়াম করার সময় শরীরে যন্ত্রণা হতে থাকে, তাহলে ধরে নিন যে, আপনি নিজের শক্তির বেশী ব্যায়াম করছেন! এমনটা করবেন না!

(11) রোজ নিয়ম করে ব্যায়াম করলে আশানুরূপ লাভ প্রাপ্তি হয়! এই কথাটা মাথায় রাখবেন!

(12) ব্যায়ামের পরে দরকার হলে গুণগুনে গরম পানীয় পান করুন ! ঠাণ্ডা জলও খেতে পারেন !

(13) নিজের শরীরের শক্তির বিপরীত ব্যায়াম করবেন না !

(14) রাতে 8-10 ঘন্টা গভীর ঘুম ঘুমোন ! দিনের বেলাতেও সুযোগ পেলে কিছুক্ষন বিশ্রাম করে নিন !

(15) আহারের ওপরে দৃষ্টি দিন !

ব্যায়ভামে লাভ

(1) ব্যায়ামে শরীরে স্ফূর্তি ভাব আসে ! কাজ করার উৎসাহ বাড়ে !

(2) ব্যায়ামে শরীরের রক্তসঞ্চার সুচারু হয়ে ওঠে ! উৎক সুস্হ থাকে !

(3) শরীরের আভ্যন্তরীন অঙ্গ এবং গ্রন্থিগুলো নিজেদের কাজ সুচারুরূপে করতে থাকে !

(4) ব্যায়াম করলে নেশা করার অভ্যাস দূর হয় ! শরীরের বিজাতীয় তত্ত্ব / বিষ ইত্যাদি বেরিয়ে যায় !

(5) শরীরের পাচন-ক্রিয়া ঠিক হয় ! খাবার ভালোমতন হজম হয় !

(6) ব্যায়াম ইচ্ছাশক্তি (will power)-য়ের সঙ্গে-সঙ্গে শারীরীক এবং মানসিক শক্তিও উন্নত হয় !

(7) ব্যায়ামে রোগ-প্রতিষেধক শক্তি বাড়ে ! এমন কি শরীরের ওপরে আক্রমণ করতে থাকা জীবাণু / বিষাণু কাছে ঘেঁষতে পারে না !

(8) ব্যায়াম করলে শরীর চিন্তামুক্ত হয়ে ওঠে ! মানসিক বিকার নষ্ট হয়ে পড়ে ! প্রসন্নচিত্ততা বাড়ে !

‹19›

শরীর আর তার কাজ

ঈশ্বরের সব থেকে বড় দান হচ্ছে মানব-শরীর! মানব-শরীরের রচনার বিষয়ে কল্পনা করলে বিস্মিত হয়ে উঠতে হয় যে, ঈশ্বর কত মেহনত করে এই শরীরের রচনা করেছেন! পৃথিবীর কোন বৈজ্ঞানিক বা শিল্পী চেষ্টা করলে মানব-শরীরের মতন একটা ধাঁচা তো তৈরী করতে পারেন... কিন্তু তাতে শ্বাস-প্রঃশ্বাসের সঞ্চারণ করতে পারেন না! শ্বাস-প্রঃশ্বাসের এই প্রক্রিয়াই হচ্ছে আমাদের জীবনের মূল ভিত্তি... যেটাকে বাদ দিলে মানুষের শরীর হাড়-মাংসের এক পুতুল ছাড়া আর কিছুই নয়! এই শরীরের রচনায় এমন কোন্-কোন্ তত্ত্ব আর অঙ্গ আছে, যেগুলো এক সঙ্গে মেলালে সজীব প্রাণীর শরীরের ধাঁচা তৈরী হয়! যে বিষয় এই সব তথ্যের উদ্ঘাটন করে, সেটাকে আমরা শরীর-বিজ্ঞান নামে জানি! মানব শরীর বিজ্ঞান কেবলমাত্র অঙ্গের রূপ, কার্য্য, পারস্পরিক সম্পর্ক ইত্যাদির ওপরে আলোকপাত করে, কিন্তু শরীরের আভ্যন্তরীন প্রেরণাদায়ক শক্তির ব্যাপারে এই জিনিষটা নীরব হয়ে থাকে, কারণ শরীর আর ওর অঙ্গ-প্রত্যঙ্গ, বিভিন্ন অঙ্গের সঞ্চালন আর কাজ করার পদ্ধতি তো চোখে দেখা যেতে পারে, কিন্তু ভাবনাত্মক স্তরে মনের ভেতরে যে তরঙ্গের সৃষ্টি হয় আর আলোড়িত হতে থাকে, তার সম্পর্ক মানুষের মনের সঙ্গে থাকে! মনই আমাদের শরীরের ক্রিয়াকে সঞ্চালিত করে! মন তো অপ্রকট, কিন্তু ওর মূর্ত রূপ হচ্ছে মস্তিষ্ক, যার মধ্যে আমাদের শরীরকে চালানোর জন্য আলাদা-আলাদা কেন্দ্র রয়েছে! যতক্ষন না আমাদের মস্তিষ্ক শরীরের কোন অঙ্গকে কাজ করার আজ্ঞা বা প্রেরণা দেয় না, ততক্ষন পর্যন্ত্য সেই অঙ্গ কাজ করতে পারে না! সুতরাং, সুস্থ শরীরের ভেতরেই সুস্থ মনের বাস হতে পারে! যদি শরীর রুগ্ন হয় বা মন অস্থির হয়ে থাকে... তাহলে দুটো জিনিষই পরস্পরের অবস্থা দ্বারা প্রভাবিত হতে থাকে! কখনো মন অশান্ত হয়ে ওঠে, তো কখনো শরীর অস্থির হয়ে ওঠে!

মন আর শরীর একে-অপরের ওপরে এমন ভাবে আশ্রিত হয়ে থাকে

যে, ওদের আলাদা করে কল্পনাও করা যায় না! একটার রুগ্নতা অন্যটাকেও অস্থির করে তোলে! মন হচ্ছে ঠিক কোন জেনারেটরের মত, যার দ্বারা সমস্ত শারীরীক ক্রিয়া সঞ্চালিত হয়! মেশিন যতই উচ্চ শ্রেণীর হোক্ না কেন, যদি মেশিন চালানো ব্যক্তি আনাড়ী হয়, তাহলে মেশিন খারাপ হয়ে পড়ে আর সব কাজ ঠপ্প্ হয়ে পড়ে! যখন সাধনই খারাপ, তখন সাধ্য কি করে ঠিক হতে পারে? মনের পোষণ তো শরীরই নিজের বিভিন্ন অঙ্গের সুচারু প্রক্রিয়ার দ্বারা করে! এই প্রক্রিয়ায় যদি সামান্যতম বাধারও সৃষ্টি হয়, তাহলে সমস্ত ধাঁচাই গড়বড় হয়ে পড়ে, রোগ হামলা করে আর মানুষ অসুস্থ হয়ে পড়ে! শরীরের সাথে-সাথে মনও রোগগ্রস্ত হয়ে পড়ে! রুগ্ন শরীরের থেকে মনও নিজেকে দূরে রাখতে পারে না! এমনটা বলা হয়ে থাকে যে, কোন নীরোগ শরীরের মধ্যেই নীরোগ মনের বাস হতে পারে! সুতরাং, সবার আগে আগে নিজের শরীরকে সুস্থ রাখার দিকে দৃষ্টি দিন! এখানে প্রশ্ন উঠতে পারে যে, শরীর কি জিনিষ আর এর নির্মাণ কোন্-কোন্ অঙ্গ দ্বারা হয়েছে আর সেই সব অঙ্গ কি-কি কাজ করে আর একটা অঙ্গ অপর অঙ্গ দ্বারা কিভাবে সামঞ্জস্য বজায় রাখে? শরীরের মধ্যে ঈশ্বর কি এমন কোন অঙ্গ লাগিয়ে দিয়েছেন, যেটার কোন প্রয়োজন ছিল না বা কোন অঙ্গ কি স্বাভাবিকের থেকে অধিক মাত্রায় শরীরে লাগানো হয়েছে? বাস্তবে, শরীররে প্রতিটা অঙ্গেরই পৃথক-পৃথক গুরুত্ব আছে আর ওগুলো ওদের সঠিক স্থানেই লাগানো হয়েছে! কোন অঙ্গই ফালতু বা বেকার নয়... কারণ প্রতিটা অঙ্গের নিজস্ব গুরুত্ব আর উপযোগিতা রয়েছে! একটা অঙ্গের কাজ অন্য অঙ্গ করতে পারে না! হ্যাঁ... এটা সত্যি যে, প্রতিটা অঙ্গই পরস্পরের ওপরে নির্ভরশীল... ওরা একে-অপরের পূরকও বটে আর পরস্পরের সহযোগীও বটে! আসুন, এবার আমরা শরীরের বিভিন্ন কার্য্য-প্রণালীর ওপরে সংক্ষেপে দৃষ্টিপাত করি!

পাচন-ক্রিয়া ঃ ভোজন মুখ দ্বারা শরীরের ভেতরে প্রবেশ করে! মুখের ভেতরে দাঁত দ্বারা ভালোমতন চিবোনোর পরে আবার আমাদের থুথু দ্বারা সম্বলিত হয়ে গলার ভেতর দিয়ে ভোজন-নলিকার মধ্যে দিয়ে গিয়ে পেট (আমাশয়)-তে গিয়ে পৌঁছয়... যেখানে এর সঙ্গে বিভিন্ন প্রকারের পাচক দ্রব্যের মিশ্রণ হয় আর পেটে অন্মের টুকরোর আলোড়ন-বিলোড়ন হয়, যাতে ওটা তরল রূপ ধারণ করতে পারে! পেটের মধ্যে অন্মের সাথে জল, পেপসীন, জুস (যেটা হাইড্রোস্যানিক এ্যাসিড থেকে

তৈরী হয়)-য়ের মিশ্রণ হয়! এই সময় প্রোটিনের রূপ এমন ভাবে বদলে যায়, যাতে ওটা পেটের দেওয়ালের ভেতর দিয়ে গিয়ে আত্মসাত হতে পারে আর শরীরের পোষণ করতে পারে! যদিও স্টার্চ আর প্রোটিন এই অবস্থায় পুরোপুরি হজম তো হতে পারে না, কিন্তু ওদের হজম হবার প্রক্রিয়া শুরু হয়ে পড়ে! চর্বি আর তেলও বিঘটিত হয়ে পড়ায় তেলকে আলাদা করে দেওয়া হয়! পেটে আহার হজম হতে দু থেকে তিন ঘন্টা সময় লেগে যায়! পেটের নীচের দিকের মুখ (পাইলোরিক অরিফিস) থেকে আবার ছোট অন্ত্রে যায়! যেটা এক গোলাকার বৃত্তাকার টিউব (নলি)-র মত হয় আর সেটাকে সোজা করলে এক ফুটের মত লম্বা হয়ে পড়ে! এখানে পাচন-ক্রিয়াতে তিনটে মুখ্য দ্রব্য অর্থাৎ অগ্নাশয় (পেংক্রিয়াজ) থেকে বেরোন ইনস্যুলিন এবং অন্যান্য পাচক দ্রব্য, যকৃত থেকে বেরোন পিত্ত কর অন্ত্র থেকে বেরোন পুষ্টিকর দ্রব্যের বিশেষ গুরুত্ব থাকে!

আমাদের পেটের ডান দিকে ঠিক নীচে যকৃত থাকে, যেটা আমাদের শরীরের অত্যন্ত গুরুত্বপূর্ণ এবং বড় অঙ্গ! যকৃতকে বাদ দিয়ে শরীরের পাচক-ক্রিয়ার কল্পনাও করা যায় না! কারণ, যকৃতের মধ্যে বেশ কয়েকটা ছোট-ছোট নলিকা থাকে, যাদের সেলস্ (Cells), পিত্তের স্রাব বলা হয় আর আহার হজম করার কাজে পিত্তের এক গুরুত্বপূর্ণ ভূমিকা থাকে! এই পিত্ত, পিত্তের থলেতে জমা হয়ে থাকে আর আহারে অনেকক্ষন পরে মিলিত হয়! পিত্ত হচেছ হলুদ রং-য়ের স্রাব – যেটা জল, কফ আর পিত্তীয় লবণের মিশ্রণে তৈরী হয়! এটা চর্বি আর তৈলীয় পদার্থকে পৃথক করে তোলে আর ওগুলোকে ছোট-ছোট ফোঁটায় পরিবর্তিত করে দেয়! যকৃত শুগারকে জমা করে রাখার এক ভাণ্ডার, যাতে চিনি জমা হতে থাকে আর যখনই শরীরের এই জিনিষটার প্রয়োজন পড়ে, যকৃত শরীরের প্রয়োজন অনুযায়ী এটাকে প্রবাহিত করতে থাকে! শরীরের প্রয়োজন না পড়লে এটা গ্লুকোজনের রূপে যকৃতে একত্রিত হতে থাকে!

অগ্নাশয় (পেংক্রিয়াজ)-ও হচেছ এক স্রাবক গ্রন্থি আর এটা পেটের পেছন দিকে অবস্থিত থাকে! এর রূপ আর আকার অনেকটা নিম পাতার মত হয় – রং কিছুটা লাল হয়! এর থেকে স্রবিত স্রাব প্রোটিন, চর্বি আর স্টার্চকে নিয়মিত আর নিয়ন্ত্রিত করে! এই গ্রন্থির মুখ্য স্রাব হচেছ ইনস্যুলিন, যেটা আমাদের শরীরে শর্করা বিতরণ প্রক্রিয়াকে নিয়মিত করে তোলে! যদি ইনস্যুলিন না থাকত, তাহলে আমাদের শরীরের রক্ত

শর্করায় পরিপূর্ণ হয়ে উঠত আর আমাদের গোটা শরীর শর্করাময় হয়ে উঠত! যকৃত প্রয়োজন পড়লে শর্করাকে রক্তে ছেড়ে দেয়, কিন্তু তার (শর্করা) নিয়মিতকরণ আর নিয়ন্ত্রণ ইন্‌স্যুলিনই করে! এজন্য ইন্‌স্যুলিনের শর্করা – রোগ নিয়ন্ত্রিত করার এক নিজস্ব গুরুত্ব রয়েছে! সুতরাং,যকৃত আর অগ্নাশয়ের গুরুত্বকে অস্বীকার করা চলে না! এমনটা বলা হয়ে থাকে যে, যে ব্যক্তির পেট আর যকৃত সুস্থ, সেই ব্যক্তি সাধারণতঃ অসুস্থ হয় না!

আবার হজম করার আরেকটা অঙ্গ হচ্ছে ছোট অন্ত্র, যেটা আহার হজম করতে আর শুকোতে সাহায্য করে! হজম হয়ে যাওয়া আহার অন্ত্রের দেওয়ালের ভেতর দিয়ে রক্তে গিয়ে পৌঁছয়! এর পরে শরীরের বাকী ভাগগুলোয় এর বিতরণ হয়ে চলে! অন্ন ছোট অন্ত্রে মোটামুটি 12 ঘন্টা থাকে আর তার পরে বড় অন্ত্রে চলে যায়, যেটা এক 6 ফুট লম্বা নলিকার মত দেখতে হয়! বড় অন্ত্রে অন্ন 24 থেকে 36 ঘন্টা থাকে! জলের অভাবে, বড় অন্ত্রে পৌঁছনো তত্ত্ব কড়া হতে লাগে আর শেষে অপ্রযুক্ত এবং অবশিষ্ট অংশ মলের রূপে কিড্‌নী থেকে বাইরে বেরিয়ে যায়! এই প্রকারে, সংক্ষেপে আহারের পাচন-ক্রিয়া পরিণতি লাভ করে! আহারের ওপরেই শরীরের স্বাস্থ্য টিঁকে রয়েছে, সুতরাং এই জিনিষটার ওপরে মনোযোগ দেওয়া আবশ্যক!

উৎসর্জন ক্রিয়া

এই প্রণালীতে সেই সব অঙ্গ আসে, যাদের কাজ হচ্ছে শরীরে একত্রিত বিজাতীয় এবং বিষাক্ত তত্ত্বকে শরীর থেকে বাইরে বের করে দেওয়া! এই ক্রিয়াতে মল-মূত্র বিসর্জন অঙ্গ, ত্বক, নাক, কান, মুখ, চোখ ইত্যাদি প্রধান রূপে গণ্য হয়! যদি কোন স্রাবের অবরোধ হয়ে পড়ে, তাহলে গোটা শরীর বিষাক্ত হয়ে পড়বে আর বেশ কিছু রোগ শরীরে বাসা বেঁধে বসবে! আয়ুর্বেদে *'স্রাবাবরোধ'*–কেও রোগের জনক হিসেবে গণ্য করা হয়েছে, যদিও মুখ্য রোগজনক তত্ত্ব হল বাত, কফ আর পিত্ত! স্রাবে *'অতি'*-র অংশ/সর্বদা রোগকে আমন্ত্রণ জানায়! উদাহরণ হিসেবে, ঘাম একদম না হওয়া অথবা অতিরিক্ত হওয়া, বার-বার এবং অধিক মাত্রায় প্রস্রাব হওয়া বা একদই না হওয়া, মল একদম ত্যাগ না হওয়া (কোষ্ঠকাঠিন্য) অথবা বার-বার মলত্যাগ (প্রবাহিকা) হওয়া, নাক দিয়ে বেশী জল পড়া বা নাক আটকে যাওয়া, চোখ দিয়ে অত্যধিক জল পড়া বা চোখ নির্জল হয়ে পড়া, কান দিয়ে একদমই

ময়লা না বেরোন বা কানে ময়লা ফেঁসে যাওয়া ইত্যাদি লক্ষণ সুস্থ শরীরের সংকেত নয়! সুতরাং, এই সব স্রাবক অঙ্গগুলোর নিয়মিত এবং সুচারুরূপে কাজ করাটা অত্যন্ত আবশ্যক!

মলের প্রক্রিয়ার ব্যাপারে আমরা আগেই উল্লেখ করেছি! বাস্তবে, উৎসর্জন অঙ্গ হচেছ শরীরের স্বচছতার প্রতীক আর সবার একটা নিজস্ব গুরুত্ব আছে! এদের শরীরের *'স্যানিটারী অর্গানস্'* অর্থাৎ শরীর পরিস্কার করার অঙ্গের সংজ্ঞা সঠিক অর্থেই দেওয়া হয়েছে! এরা শরীরের নিরর্থক, অনাবশ্যক আর অবশিষ্ট অংশকে বাইরে বের করে দেবার কাজ করে গোটা শরীরকে শুদ্ধ করে, যাতে নীরোগ স্থিতি বজায় থাকে!

এইসব অঙ্গের মধ্যে সব থেকে গুরুত্বপূর্ণ হচেছ মূত্র-প্রক্রিয়া! এর মধ্যে কিড্‌নী, মূত্রাশয়, মূত্রস্থানের বিশেষ গুরুত্ব রয়েছে! মানব-শরীরে কিড্‌নী এক এমন ছাঁকনীর কাজ করে, যা গুণকারী তত্ত্বদের বাঁচিয়ে শরীরের পুষ্টির জন্য ছেঁকে শরীরের বিভিন্ন অঙ্গে পাঠায়! আর কেবলমাত্র অনাবশ্যক, বিষাক্ত এবং ক্ষতিকারক তত্ত্বগুলোকে ছেঁকে মূত্র দ্বারা শরীরের বাইরে পাঠিয়ে দেয়! যদি কিড্‌নী না থাকত, তাহলে আমাদের শরীর বিষাক্ত তত্ত্বের এল ভাণ্ডার হয়ে উঠত! প্রস্রাব হাল্কা হলুদ রং-য়ের হয়, যেটা তরল হয়! মূত্রাশয়ে দুটো মূত্র-নলিকা দ্বারা ফোঁটা-ফোঁটা করে পড়তে থাকে আর যখন মূত্রাশয় ভরে যায়, তখন প্রস্রাব পায় আর প্রস্রাব জননেন্দ্রিয় দ্বারা বাইরে বের করে দেওয়া হয়! মূত্রাশয়, এক নীচের দিকে মুখ করা ঘড়ার মতন এক থলের আকারের হয়... এটা নমনীয় আর ফাঁপা মাংসপিণ্ড হয়, যাতে সংকুচন আর প্রসারণের ক্ষমতা থাকে! যখন ওর মধ্যে মূত্র গিয়ে পড়ে, তখন ওটা ছড়িয়ে পড়ে আর মূত্র বেরোবার সময় এর সংকুচন প্রক্রিয়া শুরু হয়ে পড়ে!

শরীর থেকে বিজাতীয় তত্ত্বকে বাইরে বের করে দেবার কাজে দ্বিতীয় গুরুত্বপূর্ণ অঙ্গ হল ত্বক! ত্বকের দুটো পরত থাকে – এক, *'এপিডর্মিস'* বা *'স্কার্ফ স্কিন'*, আর দ্বিতীয়টা হল *'ডার্মিসস'* বা *'ট্রু স্কিন'*! ত্বকের তিনটে মুখ্য কাজ হল–(1) শরীরের রক্ষা করা, (2) স্বেদ গ্রন্থিগুলের সাহায্য স্বেদকে বাইরে বের করা আর শরীরের তাপমাত্রাকে স্থির আর সঠিক মাত্রায় বজায় রাখা আর (3) শরীরকে স্পর্শশক্তি প্রদান করা! এছাড়া শরীরে যেসব রোম আছে, তারা বিষাক্ত তত্ত্বকে ঘামের মাধ্যমে রোমকূপ দিয়ে বাইরে বের করে দেয়! এর সাথে-সাথে রোম দ্বারাই মালিশের তেল বা ঔষধি শরীরে প্রবেশ করে! ত্বকের চুল জ্ঞানেন্দ্রিয়ের

কাজ করে! এই চুল ছোট-ছোট গ্রন্থিতে ভরা থাকে! যখনই কোন বস্তু ত্বকের সংস্পর্শে আসে, তখন এই সব রোমই মস্তিষ্ককে, নাড়ি-তন্ত্রের মাধ্যমে খবর পাঠায়! ত্বকে দু প্রকারের গ্রন্থি থাকে, যাদের মধ্যে এক ধরনের গ্রন্থি তৈলাক্ত পদার্থের স্রাব করে, যাতে ত্বক নরম থাকে আর দ্বিতীয় প্রকার হচেছ স্বেদ গ্রন্থি, যারা ত্বককে দিয়ে স্রাবের কাজ করায়! আমাদের শরীরের স্বেদ (ঘাম) শুধুমাত্র তরল পদার্থই নয়... এতে লবণ, চর্বি আর চামড়ার সূক্ষ্ম কণাও বিদ্যমান থাকে!

মানব শরীরে ফুসফুসের গুরুত্ব অপরিসীম! ফুসফুস নমনীয় স্পঞ্জের মতন হয় আর এর ছড়িয়ে পড়ার আর সংকুচিত হবার শক্তি থাকে! এসবের সাথে-সাথে এ শ্বাসকে ভেতরে টানার আর বাইরে বের করে দেবার কাজও করে! ফুসফুস কার্বন-ডাই-অক্সাইড, জল আর অন্য তত্ত্বকে বাইরে বের করে জীবনদায়ী অক্সিজনকে শরীরের ভেতরে টেনে নেয়! হৃদয় রক্তকে শুদ্ধির জন্য ফুসফুসেই পাঠায়! এই ভাবে ফুসফুস শ্বসন আর শোধনকার্য্যও করে!

শ্বসন ক্রিয়া

শ্বাস-প্রঃশ্বাস ছাড়া জীবনের কল্পনাও করা যায় না! কথাতেই আছে–'*যতক্ষন শ্বাস, ততক্ষন আশ*'! যখন শ্বাস নেই, তখন জীবনও নেই! আর জীবন না থাকলে সব আশাও শেষ হয়ে পড়ে! যতক্ষন পর্যন্ত্য শ্বাস বন্ধ না হচেছ, ততক্ষন পর্যন্ত্য জীবন চলতে থাকে আর যতক্ষন জীবন থাকে, ততক্ষন মানুষের আশাও বেঁচে থাকে! যখন আমরা শ্বাস নিই, তখন ফুসফুস ফুলে ওঠে... কিন্তু প্রঃশ্বাস বের করে দেবার সময় ফুসফুস সংকুচিত হয়ে পড়ে! এই শ্বাস (নিঃশ্বাস ভেতরে নেওয়া) আর প্রঃশ্বাস (নিঃশ্বাস বের করে দেওয়া)-র প্রক্রিয়াকে শ্বসন-প্রশ্বসন প্রক্রিয়ার নামে ডাকা হয়! নিঃশ্বাস সাধারনতঃ আমরা নাক দিয়েই নিই, যার ভেতরে ছোট-ছোট লোম থাকে, যা বায়ুকে শুদ্ধ করার কাজ করে আর পূর্ণ রূপে শুদ্ধ হবার পরেই বায়ুকে ভেতরে যেতে দেয়! নাকে যখন কোন বাধার সৃষ্টি হয়ে পড়ে, তখন আমরা মুখ দিয়ে নিঃশ্বাস নিতে বাধ্য হয়ে উঠি! আপনারা এমনটা দেখে থাকবেন যে, যদি মুখ দিয়ে নিঃশ্বাস নেওয়া হয়, তাহলে মুখ শুকিয়ে যায় আর মানুষ তাড়াতাড়ি ক্লান্ত হয়ে পড়ে! এছাড়া, মুখ দিয়ে নেওয়া নিঃশ্বাস শুদ্ধও হয় না! হয়তো এই কারণেই আমাদের নাক দিয়ে নিঃশ্বাস নেবার অভ্যাস করতে বলা হয়ে থাকে! নিঃশ্বাস নেবার প্রক্রিয়ায় নাক, মুখ,

গলা এবং স্বর-যন্ত্র, শ্বসন নলিকা আর ফুসফুসের অসীম গুরুত্ব থাকে! যদি ফুসফুসের ছড়িয়ে পড়ার আর সংকুচিত হয়ে পড়ার ক্ষমতা কমে আসে বা শেষ হয়ে পড়ে, তাহলে বায়ু দ্বারা জীবনদায়ী অক্সিজেন শরীরের ভেতরে ঢুকতে পারে না আর অশুদ্ধ বায়ুও বাইরে বেরোতে পারে না! এই প্রক্রিয়া অবরুদ্ধ হয়ে পড়লে রক্ত অশুদ্ধ হয়ে পড়ে আর দূষিত রক্ত গোটা শরীরের প্রক্রিয়ার ওপরে খারাপ প্রভাব বিস্তার করে আর বেশ কিছু রোগের জন্ম হয়ে পড়ে! একটা পাইপ (যেটা গলার নীচে অবস্থিত) দ্বারা আমরা আহারকে শরীরের ভেতরে নিয়ে যাই আর অন্য পাইপ দিয়ে শরীরের মধ্যে বায়ু ভরি! দুটো নলিকার ওপরে একটা ঢাকনা থাকে, যেটা খাবার আর বায়ুকে ভুল রাস্তায় যাওয়া থেকে আটকায়! আপনারা এটা নিশ্চয়ই লক্ষ্য করেছেন যে, যদি শ্বাসনলিতে খাবারের কণা ঢুকে পড়ে, তাহলে হঠাৎ করে শ্বাস বন্ধ হয়ে আসে, হেঁচকি উঠতে থাকে! হয়তো, এজন্য এমন পরিস্থিতিতে জল খেতে বলা হয়, যাতে শ্বাসনলিতে ফেঁসে যাওয়া আহারের কণা নীচে চলে যায় আর বাধা দূর হয়ে পড়ে!

কন্ঠ নলিকা (ভয়েস বক্স)-য়ের আমাদের আওয়াজের সঙ্গে সম্পর্ক থাকে! এই নলি আমাদের গলার নীচে থাকে আর ধ্বনি এর দ্বারাই তৈরী হয়! এই নলি ঠিক ভাবে কাজ না করলে কন্ঠস্বর কর্কশ, দুর্বল আর বেসুরো হয়ে পড়ে! এর খারাপ হয়ে যাবার ব্যাপারে তখনই জানতে পারা যায়, যখন গলার আওয়াজ বন্ধ হয়ে পড়ে বা গলা বসে যায়! ধ্বনি তখন উৎপন্ন হয়, যখন কথা বলার রজ্জুতে তরঙ্গ ওঠে! বেশী মশলাদার, মুখরোচক, বেশী গরম বা বেশী ঠাণ্ডা খাবার খেলে কন্ঠনলিতে বাধার সৃষ্টি হয়ে পড়ে, যার ফলে কাশি শুরু হয়ে পড়ে আর অত্যধিক চাপ পড়ার ফলে আওয়াজ সুগমতার সঙ্গে বেরোতে পারে না! অত্যধিক সংক্রমিত হয়ে পড়লে আওয়াজ বন্ধ হয়ে পড়ে আর অনেক ক্ষেত্রে অপারেশন করে সেই বাধা দূর করতে হয়!

সঞ্চার ক্রিয়া

এই প্রক্রিয়াতে রক্ত এবং হৃদয় মুখ্য ভূমিকা পালন করে! রক্ত শরীরে এক গুরুত্বপূর্ণ ভূমিকা পালন করে, কারণ এটা পুষ্টিকর আহার এবং অক্সিজেনকে শরীরের সমস্ত কোশিকা এবং উতক পর্যন্ত্য নিয়ে যায়! শরীরে প্রায় পাঁচ লিটার রক্ত থাকে! যদি শরীরে রক্ত না থাকত, তাহলে শরীর পোষণপ্রাপ্ত হত না আর সমস্ত অঙ্গ নিজেদের কাজ করা

বন্ধ করে দিত ! রক্তের লাল রং হেমোগ্লোবিনের কারণে হয় ! রক্তে 5000 থেকে 9000 পর্যন্ত্য রক্ত কোশিকা এবং শ্বেত কোশিকা থাকে, যেটা শরীরকে বাইরের আক্রমণ থেকে রক্ষা করে আর শরীরে রক্ষা-তন্ত্রের এক প্রকার প্রাণও বলা চলে একে ! রক্ত বাহিকা দু প্রকারের হয় – এক, যেটা অশুদ্ধ রক্তকে নিয়ে যায়, যাতে রক্তের রং কিছুটা চকোলেট রং-য়ের হয় ! এই নাড়িগুলো দ্বারা রক্ত ফুসফুস এবং অক্সিজেন দ্বারা শুদ্ধ হয়ে ধমনী (Arteries)-তে যায় আর গোটা শরীরের পোষণ করে !

রক্তে ক্লটস্ (Clots) বানাবার কাজ ফাইব্রোনোজন পদার্থ দ্বারা হয় ! যদি রক্তে ক্লটস্ না তৈরী হয়, তাহলে চোট-আঘাত লাগলে রক্তক্ষরণ লাগাতার হতে থাকবে আর কোন-কোন ক্ষেত্রে মৃত্যুও হতে পারে ! এমনিতে রক্তে ক্লটস্ তৈরী হলে রক্তবাহিনী নাড়িতে বাধার সৃষ্টি হয়ে পড়ে আর রক্তচাপ এবং হৃদয়জনিত বেশ কিছু রোগের সৃষ্টি হয়ে পড়ে ! যখন ক্ষতিগ্রস্ত রক্তবাহিকাতে রক্ত জমে যায় আর ক্লটস্ তৈরী হয়, তখন তাকে ঘনাস্র (Thrombus) আর এই অবস্থাকে ঘনাস্রতা (Thrombosis) বলে ! হৃদয়ের রক্তবাহিনী নাড়িতে যখন ঘনাস্রের নির্মাণ হয়ে পড়ে, তখন তাকে হৃদ-ঘনাস্রতা (Coronary Thrombosis) আর যখন এই ঘনাস্র মস্তিষ্ককে প্রভাবিত করে তোলে, তখন তাকে প্রমস্তিষ্ক ঘনাস্রতা (Cerebral Thrombosis) বলে !

হৃদয় হচেছ এক নমনীয় মাংসপেশীযুক্ত অঙ্গ, যেটা একটা পাম্পের মতন কাজ করে ! এতে দুটো ভাগ থাকে – ডান আর বাঁ ! এই দুটো ভাগে দুটো করে প্রকোষ্ঠ (Chambers) থাকে – একটা ওপরে আর একটা নীচে ! ওপরের প্রকোষ্ঠকে অলিন্দ (Auricle) আর নীচের প্রকোষ্ঠকে নিলয় (Ventricle) বলে ! প্রতিটি নিলয় আর অলিন্দের মাঝে একটা করে নিরেট দরজা থাকে ! হৃদয়ের দুটো তল-ধ্বনি (Rhythmic Sounds) থাকে আর এই ধ্বনি হৃদয়ের প্রকুঞ্চন (Systole) আর অনুশিথিলতন (Diastole)-য়ের সাংকেতিক ধ্বনি ! হৃদয় যখন সংকুচিত হয়ে পড়ে, তখন বাঁ দিকের নিলয় আর ধমনী দ্বারা শুদ্ধ রক্ত ভেতরে টানা হয় ! এই সব ধমনী ছোট-ছোট বাহিকার মধ্যে ভাগ হয়ে পড়ে, যাদের রক্ত-কোশিকা (Capillaries) নামে জানা হয় ! হৃদয়ের দরজা অশুদ্ধ রক্তকে শুদ্ধ রক্তের সঙ্গে মিশে যাওয়া থেকে বাধা দেয় ! এই সব দরজার এক বিশেষ এবং গুরুত্বপূর্ণ ভূমিকা থাকে – এই সব দরজার আকার প্লেটের মতন হয় আর একটাই দিকে খোলে (অর্থাৎ নিলয়ের দিকেই খোলে) ! যখন নিলয় ঢিলে

হয়ে পড়ে, তখন দরজা খুলে দরজার রক্ত অলিন্দের ভেতরে আর ফিরে যেতে পারে না! কারণ রক্তের চাপের কারণে রক্ত ভেতরে যেতে পারে না আর রক্তের ধমনীতে চলে যায়! নিলয়ের ভেতরে রক্তের গতিকে অর্ধচন্দ্রের আকারের দরজা বাধা দেয়, যাতে রক্ত ফুসফুস ধমনী (Pulmonary Vein) আর মহাধমনী (Aorta)-র ভেতরেই থাকে! এই প্রাকৃতিক প্রক্রিয়ায় ব্যতিক্রম উৎপন্ন হওয়াটাই শরীরে রোগের হামলার মুখ্য কারণ হয়!

স্নায়ু প্রণালী

মানব শরীরে নাড়িদের জাল বেছানো আছে, যেটা আমাদের সঞ্চার প্রণালীকে কার্যশীল এবং সুস্থ রাখে, এই সব উতক, কোশিকা পরস্পরের সকল অঙ্গের সঙ্গে আর মস্তিষ্কের সঙ্গে সম্পর্কিত! এদের দ্বারাই মস্তিষ্কে বার্তা পৌঁছে দেওয়া হয় আর তারপর মস্তিষ্ক সম্পর্কিত অঙ্গ কে ক্রিয়া বা প্রতিক্রিয়া করার জন্য প্রেরিত করে তোলে! এই কাজ এত শীঘ্রতা, সুগমতা আর অজান্তে (কিন্তু নিজে থেকে) হয়ে পড়ে যে, আমরা এটা জানার সুযোগই পাই না যে, এসব এত শীঘ্র কি করে হয়ে পড়ল ?! আমাদের শরীরের সব অঙ্গে সামঞ্জস্য, নিয়মন, প্রেষণ ইত্যাদি কাজ এই স্নায়ু-প্রণালী দ্বারাই সম্ভব হয়! শরীরের পূর্ণ নিয়মণ, সামঞ্জস্য, কার্যশীলতা এবং বোঝাপড়া মস্তিষ্কের নাড়ি দ্বারাই করা হয়! মস্তিষ্কই যদি কাজ করা বন্ধ করে দেয়, তাহলে শরীরের গোটা প্রক্রিয়াই বন্ধ হয়ে পড়বে! স্নায়ু-প্রণালী দ্বারাই আমরা দেখতে, শুনতে, বলতে পারি! আমাদের চিন্তা-ভাবনা, আচরণ, ক্রিয়া-প্রক্রিয়া, প্রতিক্রিয়া, স্মৃতিশক্তি, বুদ্ধিমত্তা, জ্ঞান, লজ্জা, ঘৃণা, স্নেহ, বাৎসল্য, প্রেম ইত্যাদি মানসিক এবং শারীরীক প্রক্রিয়া এই তন্ত্র দ্বারাই সঞ্চালিত হয়! আজকাল লোকেদের ভেতরে যে টেনশন, উচ্চ রক্তচাপ, হৃদরোগের সমস্যা এত বেড়ে উঠেছে, সেটা এই তন্ত্রের কাজ না করার ক্ষমতার ওপরে নির্ভর করে!

আমাদের মস্তিষ্ক হচেছ এমন এক নিয়ন্ত্রক, যা আমদের মানসিক এবং শারীরীক প্রক্রিয়াগুলোকে নিয়মিতকরণ আর নিয়ন্ত্রণ করে! সুষুম্না নাড়ি, মেরুদণ্ড এবং মস্তিষ্কের মধ্যে একটা পারস্পরিক সম্পর্ক রয়েছে! নাড়ি দু প্রকারের হয় – একটা হচেছ সেটা, যেটা মাংসপেশীর মত অঙ্গ গুলো পর্যন্ত্য যায় আর অন্যটা হচেছ সেটা, যেটা ত্বকের মত অঙ্গগুলো পর্যন্ত্য যায়! প্রথম ধরনের নাড়িকে প্রেরক তন্ত্রিকা (Motor Nerves) এবং দ্বিতীয় ধরনের নাড়িকে সংবেদী তন্ত্রিকা (Sensor Nerves) বলা হয়! প্রেরক তন্ত্রিকা মস্তিষ্কের অঙ্গগুলোর ওপরে কাজ করে আর গতি

প্রদান করে, অন্য দিকে সংবেদী তন্ত্রিকা ত্বকের সুষুম্না এবং মস্তিষ্কে সংবাদ বহন করে নিয়ে যাওয়ার সাথে-সাথে ওরা গ্রাহক (Receptors)-য়ের সুস্হ অঙ্গগুলোর ভেতরে পরস্পরের সঙ্গে যুক্ত হয়ে থাকে! এর দ্বারা প্রতিবর্ত চাপ (Reflexare)-ও সৃষ্টি হয়, যার কাজ শরীরের রোগের সম্বন্ধে মস্তিষ্ককে খবর দেওয়া, যাতে মস্তিষ্ক রোগগ্রস্ত অঙ্গকে ঠিকঠাক কাজ করার ব্যাপারে আদেশ দিতে পারে!

মস্তিষ্ক আর তার কাজ

আমাদের মস্তিষ্ক তিন ভাগে বিভক্ত! প্রমস্তিষ্ক (Forebrain), মধ্য মস্তিষ্ক (Midbrain) এবং অনুমস্তিষ্ক (Hindbrain)! প্রতিটা ভাগ বিভিন্ন অঙ্গের কার্য্যপ্রণালীকে প্রভাবিত করে! সুষুম্নার তিনটে পর্দা থাকে, যাকে মস্তিষ্ক-আবরণ (Menings) নামে ডাকা হয় আর এই পর্দাগুলোর মধ্যে বাধার সৃষ্টি হয়ে পড়লে তাকে মস্তিষ্ককরণ (Meningists) রোগ নাম প্রদান করা হয়! গোটা মস্তিষ্ক, খুলির শক্ত গোলাকার অস্হির ভেতরে ঢুকে রয়েছে! এর পরবর্তী ভাগে আমাদের চিন্তা-ভাবনা, বিচারধারা, স্মরণশক্তি, বুদ্ধি এবং ইচেছর কেন্দ্র স্হাপিত আছে! মাঝের ভাগে তন্তুর একটা মোটা বাণ্ডিলের মতন থাকে, যা মস্তিষ্কের বাঁ আর ডান – দু দিকের গোলার্ধ এবং চারটে উৎসেধো (Cerelral Pencucles)-তে ভাগ করা আছে! মস্তিষ্কের মধ্যভাগ আমাদের পেশীকে নিয়ন্ত্রণ করে! যদি এই মধ্য ভাগকে সরিয়ে দেওয়া হয়, তাহলে পেশীর ক্রিয়া লণ্ডভণ্ড হয়ে পড়বে আর পেশীর মধ্যে টানের সৃষ্টি হয়ে পড়বে!

মাথার পেছনের ভাগ সুষুম্নার ওপরে মাথার পেছনে মেরু-রজ্জু (Medulla Ablangata) স্হিতিতে রয়েছে, যার দু দিকে দুটো গোলার্ধ (Cerebellum) থাকে, যাদের '*অনুমস্তিষ্ক*' নামেও জানা যায়! অনুমস্তিষ্ক ওপরের পেশী, শ্বাস আর সঞ্চার কেন্দ্রগুলোকে নিয়ন্ত্রিত করে, যার ফলে আমাদের মুখে বিভিন্ন ভাবের প্রতিক্রিয়া দেখতে পাওয়া যায়! এই পেছনের ভাগ আমাদের খাবার চিবোন, বমি করা এবং খাবার গেলার প্রক্রিয়াকে সঞ্চালিত এবং নিয়ন্ত্রিত করে! যদি এই ভাগে কোন চোট-আঘাত লাগে, তাহলে এই সব প্রক্রিয়া প্রচণ্ড প্রভাবিত হয়ে পড়ে! এই ভাগের অভাবে মানুষের হাঁটার ছন্দ গড়বড় হয়ে পড়বে আর মানুষ হাঁটার সময় লড়খড়িয়ে পড়ে যাবে – ওর গোটা শরীরের সন্তুলনই হারিয়ে যাবে! মস্তিষ্ক হইপোথেলেমস্ ভাগ আমাদের শরীরের তাপমাত্রাকে নিয়ন্ত্রিত করে আর শরীরকে তাপমাত্রার ওঠা-নামা সহ্য করার যোগ্য

করে তোলে !

খুলির ভেতরে মস্তিস্ক থেকে বারো জোড়া নাড়ি বেরোয় ! এই নাড়িগুলোকে করোটি-তন্ত্রিকা (Cranialbones) বলা হয় ! এই বারো জোড়া নাড়ির সংযোজন (attachment) নাক, কান, চোখ, মুখ, লার গ্রন্থি (Salivary Glands) ইত্যাদির সঙ্গে হয় ! এদের মধ্যে একটা ভ্রমণকারী নাড়ি (Vagus Nerve) হচ্ছে এক অস্থির নাড়ি, যা শরীরের ভেতরে ছোট-ছোট নাড়িগুলোর মধ্যে চলায়মান হয়ে থাকে আর বক্ষের পেশীগুলো এবং পেটের দিকে গতিশীল হয়ে থাকে !

এর এক বিশেষ গুরুত্ব রয়েছে, কারণ এর থেকে যে স্রাব হয়, সেটা আমাদের বিভিন্ন মানসিক এবং শারীরীক প্রক্রিয়ার ওপরে প্রভাব বিস্তার করে ! এই সব গ্রন্থি থেকে যে স্রাব বা হার্মোন বেরোয়, সেই স্রাব কম বা বেশী বেরোন বিভিন্ন অঙ্গের কাজকে হয় কম করে দেয়, নয়তো সেই কাজকে পুরোপুরি বন্ধ করে দেয় ! প্রতিটি গ্রন্থির পরস্পরের ওপরে প্রভাব থাকে আর একটা গ্রন্থি ঠিকমত কাজ না করলে অন্য গ্রন্থির কাজও প্রভাবিত হয়ে ওঠে ! এই সব গ্রন্থিকে স্নায়ু-প্রণালীই নিয়ন্ত্রিত করে !

(1) পরাবটু গ্রন্থি (Parathyroid Gland) ঃ এই গ্রন্থির মধ্যে পীয়ূষ গ্রন্থি (Petuetary Gland), অবটু (Thyroid Gland), শীর্ষ (Pincal), বাল্য (Thymns), ক্লোম (Pancreas), এড্রিনাল গ্রন্থি, জনন গ্রন্থি (Sex Gland) ইত্যাদি প্রমুখ ! স্হানাভাবের কারণে এই সবের বিস্তারপূর্বক বর্ণনা করা সম্ভব হচ্ছে না, কিন্তু পাঠকবৃন্দের জ্ঞান এবং সুবিধার্থে প্রতিটি গ্রন্থির কার্য্য সংক্ষিপ্ত রূপে বর্ণিত করা হচ্ছে, যাতে প্রাথমিক জ্ঞান হয়ে যাবার পূর্ণ আশা রয়েছে !

(2) পীয়ূষ গ্রন্থি ঃ এটা মাথার কানের দিকের অংশে অবস্থিত ! যদি এর স্রাব কম-বেশী হয়ে পড়ে, তাহলে শরীর হয় বেঁটে বা লম্বা হয়ে পড়ে ! এ শরীরের উন্নতিতে মুখ্য ভূমিকা পালন করে ! এ ছাড়া অতিকায়তা (acromegaly) নামক রোগও হয় আর নাক, কান, আঙুল ইত্যাদি যে কোন অঙ্গের অত্যধিক বৃদ্ধি হতে পারে !

(3) অবটু গ্রন্থি ঃ এটা ঘাড়ের ওপরের ভাগে ডান আর বাঁ দিকে অবস্হিত ! এর দ্বারা ছাড়া স্রাবের আয়োডিন শরীরের উন্নতি, হ্রাস এবং বৃদ্ধিতে বাধার সৃষ্টি করতে পারে ! যদি এটা খুব বেশী সক্রিয় হয়ে ওঠে, তাহলে গলগণ্ড, চোখ বাইরের দিকে বেরিয়ে আসা, হৃদগতি তীব্র হয়ে ওঠা (Tachycardra), অত্যধিক ক্ষিধে পাওয়া আর তীব্র চয়াপচয় (Rapid

Metabolism) লক্ষণ দেখতে পাওয়া যায়! রোগী দুর্বল হয়ে পড়তে থাকে, ওর শরীরের ওজন কমে যেতে থাকে, অত্যধিক ঘাম হতে থাকে এবং হাত কাঁপতে লাগে! এই গ্রন্থি যদি কম কাজ করতে থাকে (যেটা আয়োডিনের অভাবে হয়), তাহলে হজম শক্তি কমে যায়, মানসিক দুর্বলতা (Cretenism) এসে পড়ে, শরীরের ক্রিয়া ধীর হয়ে পড়ে! শরীরে শর্করার সন্তুলন বজায় রাখার পেছনেও এর এক বিরাট বড় ভূমিকা থাকে! অবটু গ্রন্থি মানসিক বৃত্তিগুলোর ওপরেও নিজের প্রভাব বিস্তার করে এবং তাতে পরিবর্তন নিয়ে আসে!

(4) পরাবটু গ্রন্থি ঃ এটা হচেছ চারটে ছোট-ছোট গ্রন্থির সমূহ আর এটা অবটু গ্রন্থির পেছনে অবস্থিত থাকে! ক্যালশিয়াম আর ফোস্‌ফোরাসের উপযোগিতার সঙ্গে এর সম্পর্ক থাকে! যদি এই গ্রন্থি কাজ কম করে, তাহলে রক্তে ক্যালশিয়ামের মাত্রা কমে আসে, পেশীগুলোয় আর বিশেষ করে শ্বাস-পেশীগুলোয় বাধার সৃষ্টি হয় আর শ্বাসজনিত বেশ কিছু সমস্যা আর রোগের সৃষ্টি হয়ে পড়ে!

(5) শীর্ষ গ্রন্থি ঃ এটা মাথার খুলির দ্বি-মস্তিষ্কের ভেতরে অবস্থিত থাকে! এই গ্রন্থির পূর্ণ এবং স্পষ্ট ক্রিয়ার ব্যাপারে এখনও পর্যন্ত্য জানতে পারা যায়নি, তবে এমনটা মনে করা হয় এবং বিশ্বাসও করা হয় যে, জননগ্রন্থিগুলোর সময়ের আগেই বিকাশ (Premature Developments)-কে বাধা দেবার কাজে এই গ্রন্থির ভূমিকা অত্যন্ত গুরুত্বপূর্ণ!

(6) বাল্য গ্রন্থি ঃ এই গ্রন্থি বাচ্চাকে ঠিক তার মায়ের মতই রক্ষা করে আর শৈশব থেকে যৌবনকাল পর্যন্ত্য এর ক্রিয়া বজায় থাকে! কিন্তু যদি বার্ধক্যে এই গ্রন্থি সজাগ আর সক্রিয় হয়ে ওঠে, তাহলে বৃদ্ধের ভেতরে বাচ্চার লক্ষণ আবার থেকে এসে পড়ে! এই গ্রন্থি বাচ্চাদের জনন-অঙ্গকে সময়ের আগেই পরিপক্ক হয়ে ওঠা থেকে আটকায়!

(7) ক্লোম গ্রন্থি ঃ এটা পেটের পেছনে অবস্থিত থাকে আর এট হচেছ এক অত্যন্ত আবশ্যক এবং পর্যাপ্ত পরিমানে বড় আকারের গ্রন্থি! এটা পাচন-প্রণালীকে বিভিন্ন পাচক দ্রব্যের স্রাব করে আহার হজম করতে অত্যন্ত সহায়তা করে! কিন্তু এই গ্রন্থির সব থেকে বেশী গুরুত্বপূর্ণ হার্মোন হচেছ ইন্‌স্যুলিন, যেটা আমাদের শরীরে শর্করার সন্তুলন বজায় রাখতে সহায়তা করে! যদি যকৃত (লিভার) যে এনার্জী শরীরের পুষ্টির জন্য শর্করার রূপে ছাড়ে, তার সঙ্গে ইন্‌স্যুলিন হার্মোন না মেশে, তাহলে রক্তে শার্করার মাত্রা বেড়ে ওঠে এবং মূত্র আর রক্তে খুব বেশী শর্করা চলে

যাওয়ায় মধুমেহ (ডায়াবেটিস) নামক রোগ হয়ে পড়ে! যদি প্রয়োজনের থেকে বেশী মাত্রায় ইন্‌স্যুলিন রক্তের সঙ্গে মিশে যায়, তাহলে শরীরে শর্করার মাত্রা কম হয়ে পড়ায় শরীরকে এনার্জী প্রদানকারী শর্করার মাত্রা কমে যায়, যার ফলে হাইপোগ্লাইসেমিয়া অর্থাৎ শর্করার অভাবজনিত রোগ হয়ে পড়ে, যেটা মৃত্যুর কারণও হয়ে পড়তে পারে! সুতরাং, ক্লোম গ্রন্থি দ্বারা ছাড়া সঠিক মাত্রার স্রাব রক্তের সঙ্গে মেশাটা অত্যন্ত জরুরী, নয়তো কম বা বেশী মাত্রায় হয়ে পড়ে! সুতরাং, এই ক্লোম গ্রন্থির কার্য্যরত থেকে সঠিক মাত্রায় হার্মোনের স্রাব করাটা অত্যন্ত জরুরী! দেখতে এই গ্রন্থি নিম গাছের পাতার মতন হয়! হয়তো এই কারণেই বৈদ্যরা প্রায় নিমের মত তেঁতো পদার্থের প্রয়োগ করার পরামর্শ দেন!

(8) অধিবৃক্ক গ্রন্থি ঃ এটা দেখতে ধনুকের মতন হয় আর প্রতিটি কিড্‌নীর ওপরে একটা করে গ্রন্থি অবস্থিত থাকে, যেটা কোমরে অবস্থিত থাকে! শরীরে লবণ (সোডিয়াম)-কে বাধা দেবার জন্য এটা এল্ডোস্ট্রীরোন নামক হার্মোন এবং হৃদয়ে প্রভাব বিস্তার করার জন্য এটা এমিনেফ্রাইন হার্মোন তৈরী করে! যখন এই গ্রন্থির স্রাব কম হতে থাকে, তখন ভয়ানক এডিসন রোগ হতে পারে – যে রোগের মুখ্য লক্ষণ হল ক্ষিধে না লাগা, হজমশক্তি নষ্ট হয়ে পড়া, রক্তচাপ কম হয়ে পড়া ইত্যাদি! কিন্তু যখন এই গ্রন্থি খুব বেশী কার্যশীল থাকে, তখন ছোট বাচ্চাদের জননাঙ্গের মধ্যে অস্বাভাবিক গতিতে বিকাশ, মহিলাদের দাড়ি-গোঁফ বেরোতে থাকে!

(9) জনন গ্রন্থি ঃ এই গ্রন্থির সঙ্গে নর-নারীর প্রজনন অঙ্গের সম্পর্ক রয়েছে! পুরুষদের কিড্‌নী থেকে টেস্টোস্টেরোন এবং মহিলাদের ডিম্ব গ্রন্থি থেকে প্রোজেস্ট্রোন নামক হার্মোন বেরোতে থাকে আর রক্তে প্রবেশ করতে থাকে! এই সব হার্মোনের কাজ হল নর-নারীর নিজস্ব ব্যক্তিত্ব গড়ে তোলা, ওদেরকে যৌবনপ্রাপ্তির সহায়ক করে তোলা আর প্রজনন-প্রণালীকে পরিপক্ক করে তোলা! নর-নারীর বিশেষ ভাবনাত্মক অবস্থা এবং মানসিক বৃত্তিগুলোর ওপরে এর প্রভাব পড়ে! এই গ্রন্থি ঠিকমত কাজ না করলে সেক্স-সম্পর্ক ভাবনা তীব্র বা অত্যন্ত কম হয়ে পড়ে, কামুকতা অত্যন্ত বেড়ে ওঠে বা পরস্পরের প্রতি আকর্ষন কমে আসে, সম্ভোগে আনন্দের অভাব পরিলক্ষিত হয় অথবা পূর্ণ রুচি বা অতিকামুকতা ইত্যাদি দিকগুলো প্রভাবিত হয়ে পড়ে!

সন্তুলিত এবং পুষ্টিকর আহার

সন্তুলিত এবং পুষ্টিকর আহারের প্রয়োজন কেন হয় ? এই প্রশ্নের উত্তর আমরা সবাই জানি ! আমাদের শরীরকে সুস্থ এবং স্ফূর্তিবান বানিয়ে রাখতেই আমরা খাবার খাই ! আমাদের এই শরীর অসংখ্য কোশিকা (Cells) মিলে তৈরী হয়েছে ! এই সব কোশিকা হচ্ছে জীবন্ত প্রাণী ! এই সব কোশিকাকে জীবিত রাখার জন্য এবং নতুন কোশিকা উৎপন্ন করার জন্য আমাদের খাবার খেতে হয় !

আমাদের বেঁচে থাকতে মূলতঃ বাতাস, জল আর খাবারের প্রয়োজন পড়ে ! খাবার আর জলকে বাদ দিয়ে আমরা তবু কয়েক ঘন্টা কাটিয়ে দিতে পারি, কিন্তু বাতাস ছাড়া আমরা কয়েকটা মুহূর্তও বেঁচে থাকতে পারব না !

যখন আমরা নিঃশ্বাস নিই, তখন বাতাসে মজুদ অক্সিজেন আমাদের শরীরে প্রবেশ করে ! এই অক্সিজেন আমাদের শরীরে ঠিক সেই কাজটা করে, যে কাজটা ট্রেনের ইঞ্জিনের আগুন করে ! এই অক্সিজেন সেই আহারকে পুড়িয়ে তোলে, যে খাবার আমরা খাই ! খাদ্য-পদার্থ পোড়ার ফলে এনার্জী বা শক্তি উৎপন্ন হয়, যার দ্বারা আমরা নিজেদের সব কাজ করি ! ভোজন থেকে প্রাপ্ত এই শক্তি বা এনার্জীর সাহায্যেই আমরা সারা দিন প্রাণশক্তিতে ভরে থাকি আর আমাদের মনে উৎসাহ ভরে থাকে !

ভোজন থেকে উপযোগী এবং লাভজনক তত্ত্ব বেরিয়ে যাওয়ার পরে যে অবশিষ্ট অংশ বেঁচে থাকে, যার কোন প্রয়োজন শরীরের থাকে না, সেটা আমাশয় হয়ে বেরিয়ে অন্ত্রের ভেতর দিয়ে গিয়ে বিষ্ঠা বা মল হিসেবে আমাদের শরীর থেকে বেরিয়ে যায় !

ভোজনে উপযোগী আর শরীরকে সক্রিয় এবং শক্তিশালী করে তোলা তত্ত্বগুলো অন্ত্রের ভেতর দিয়ে গিয়ে সোজা রক্তের সঙ্গে মিশে যায় !

ভোজনকে পোড়ানোর প্রক্রিয়াতে কার্বন-ডাই-অক্সাইড গ্যাস আর জল তৈরী হয়! এই কার্বন-ডাই-অক্সাইড গ্যাস আর জলের কিছুটা অংশ আমরা নিঃশ্বাস ছাড়ার সময় শরীরের বাইরে বের করে দিই! অবশিষ্ট জল মূত্র হিসেবে বেরিয়ে যায়!

শরীরকে সর্বদা সুস্থ-সবল এবং ক্রিয়াশীল রাখার জন্য শরীরের নিয়মিত রূপে শক্তি বা এনার্জী প্রাপ্ত করা উচিত! আর এই এনার্জী বা শক্তি আমরা পাই ভোজন থেকে, এজন্য এটা অত্যন্ত জরুরী যে, আমরা একটু-একটু সময় পরে ভোজন করতে থাকি!

কিন্তু ভোজন করার আগে এটা জানা জরুরী যে, আমরা কি এবং কতটা খাব? আসুন, আমরা সেই দিকটা জানার চেষ্টা করি!

খাদ্য পদার্থের প্রকার ভেদ

আমরা নিজেদের শারীরীক আবশ্যকতার পূর্তির জন্য ভোজন করি ঃ-

1. শরীরে মজুত কোশিকাগুলোকে জীবিত রাখার জন্য আর তাদের ভাঙ্গা-চোরা মেরামতীর জন্য!

2. নতুন কোশিকা উৎপন্ন করার জন্য!

3. বিভিন্ন কাজের জন্য শক্তি বা এনার্জী প্রাপ্ত করার জন্য!

আমাদের ভোজনে চার প্রকারের খাদ্যপদার্থ শামিল থাকে, যেগুলো আমাদের শরীরের দৈনিক আবশ্যকতাকে পূরণ করে!

1. প্রথম প্রকারের খাদ্য পদার্থ হল প্রোটিন, যা শরীরের ভেতরে হতে থাকা ভাঙ্গা-চোরাকে মেরামত করে এবং নতুন কোশিকা তৈরী করে! মাংসতে প্রোটিন বেশী মাত্রায় থাকে!

3. দ্বিতীয় প্রকারের খাদ্য পদার্থ হল চর্বি (Fats), যাতে আমাদের শরীর গরম ভাব প্রাপ্ত করে! ঘি, মাখন, তেল, জানোয়ারদের চর্বি – এগুলো হচ্ছে Fats পদার্থ!

3. তৃতীয় প্রকারের খাদ্য পদার্থ, যা আমাদের শক্তি বা এনার্জী প্রদান করে, তাদের কার্বোহাইড্রেট বলা হয়! গম, চাল, ডাল, শর্করা (চিনি বা গুড়) হচ্ছে কার্বোহাইড্রেট!

4. চতুর্থ প্রকারের খাদ্য পদার্থ ফল আর তরী-তরকারী, যার থেকে আমরা খনিজ পদার্থ আর ভিটামিন পাই! শারীরীক উন্নতির জন্য আর শরীরকে রোগমুক্ত রাখতে ভিটামিন অত্যন্ত জরুরী!

প্রোটিন (Protein)

আমাদের শরীর যেসব কোশিকা (Cells) দিয়ে তৈরী, তাদের ভেতরের জীবিত অংশ 'প্রোটোপ্লাজম্' মূলতঃ প্রোটিন থেকেই তৈরী হয়! এজন্য এই কথাটা নির্বিবাদে বলা যেতে পারে যে, প্রোটিন আমাদের জীবনের এক গুরুত্বপূর্ণ তত্ত্ব! প্রোটিন থেকেই শরীরে মাংসপেশী, অস্থি আর চুল তৈরী হয়!

শরীরের সঠিক উন্নতির জন্য, স্বাস্থ্য ভালো রাখার জন্য আর উচ্চতা বাড়াবার জন্য ভোজনে যথেষ্ঠ মাত্রায় প্রোটিন হওয়াটা অত্যন্ত জরুরী!

যেসব বাচ্চারা শৈশবে যথেষ্ঠ মাত্রায় প্রোটিন পায় না, তাদের শারীরীক উন্নতি পুরোপুরি হতে পারে না! কম বয়সেই ওদের চুল পড়ে যেতে থাকে আর উচ্চতা বাড়াও বন্ধ হয়ে যায়!

প্রোটিন সব থেকে বেশী মাত্রায় মাংস, মাছ আর ডিমের ভেতরে পাওয়া যায়! গোটা ডাল, গোটা সব্জী, কড়াই শুঁটি, চীনাবাদাম, সোয়াবীন, দুধ আর পনীরেও প্রোটিন যথেষ্ঠ মাত্রায় থাকে!

সব থেকে উপযোগী প্রোটিন দুধ, দুই, পনীর আর লস্যির মধ্যে থাকে!

মাছ, মাংস আর ডিমে প্রোটিন সব থেকে বেশী পরিমানে থাকে! কিন্তু ঐ সব প্রোটিনে কিছু এমন দূযিত আর শরীরের পক্ষে ক্ষতিকারক পদার্থ থাকে, যেগুলো কিড্নী বা প্রস্রাবের রাস্তা দিয়ে বাইরে বেরোতে থাকে! এই প্রক্রিয়ায় কিড্নী আর শরীরকে অতিরিক্ত পরিশ্রম করতে হয় আর ফলে কিড্নী তাড়াতাড়ি খারাপ হয়ে পড়ার আশংকা থাকে! অধিকাংশ চিকিৎসকের মতে তাই মাছ, মাংস বা ডিম বেশী খাওয়া উচিত নয়!

সোয়াবীনেও যথেষ্ঠ মাত্রায় প্রোটিন পাওয়া যায়! এক অনুমান অনুযায়ী সোয়াবীনে মাংসের থেকেও দ্বিগুণ মাত্রায় প্রোটিন পাওয়া যায়!

সোয়াবীন আপনি নানান রকম ভাবে খেতে পারেন! সেদ্ধ করলে, ভাজলে এর আবশ্যক তত্ত্ব নষ্ট হয় না!

আপনি ইচ্ছে করলে সোয়াবিন গমের সঙ্গে পিষেও নিতে পারেন আর তার রুটী বানিয়ে খেতে পারেন! তাহলেও এটা শরীরের প্রোটিনের আবশ্যকতাকে পূরণ করে দেয়!

চর্বি (Fats)

গরু বা মোষের দুধ থেকে তৈরী ঘি, মাখন, তেল আর পশুদের চর্বি এসবকে Fats বলে! আমাদের শরীরের সব সময় গরম ভাবের প্রয়োজন পড়ে আর Fats সেই গরম ভাব সৃষ্টি করে শরীরকে বাঞ্ছিত

গরম ভাব প্রদান করে!

শীতকালে শরীর বেশী করে গরম রাখতে হয়! এজন্য লোকেরা শীতকালে ঘি, মাখন থেকে তৈরী খাদ্যপদার্থ বেশী করে খায়! কিন্তু গরমের দিনে কম Fats-তেও কাজ চলে যায়! এজন্যই, গরমকালে আমরা ভাজাভুজি জিনিষ খেলে আমাদের বেশী করে জল তেষ্টা পায়! এটা হচ্ছে Fats দ্বারা উৎপন্ন গরম ভাবেরই পরিনাম!

দুধে পর্যাপ্ত মাত্রায় Fats থাকে! এজন্য নিয়মিত রূপে দুধ খাওয়া উচিত!

কার্বোহাইড্রেটস্ (Carbohydrates)

খাদ্য পদার্থের মধ্যে তিন নম্বর স্থান হল কার্বোহাইড্রেটসের! এই শ্রেণীতে গম, চাল, ডাল, আটা, চিনি, গুড়, আলু ইত্যাদি আসে!

এই শ্রেণীর খাদ্য পদার্থের আমাদের সব থেকে বেশী প্রয়োজন হয়! কারণ, দৈনিক কাজ করার জন্য শরীরের এনার্জীর প্রয়োজন পড়ে আর এই '*কার্বোহাইড্রেটস্*' থেকে আমাদের শরীর এনার্জী বা শক্তি প্রাপ্ত করে!

আমাদের শরীর প্রতি মুহূর্তে শক্তি খরচ করে! নিঃশ্বাস নিতে, উঠতে-বসতে, হাত-পা নড়াতেও আমাদের শরীর শক্তি খরচ করে! সুতরাং, এই শক্তির পূর্তি হওয়াটাও খুব জরুরী! এই কারণে আমাদের খাবারে কার্বোহাইড্রেটস্ যুক্ত পদার্থের মাত্রা সব থেকে বেশী হয়!

পাচন-ক্রিয়ায় আমাশয়তে কার্বোহাইড্রেটসকে ভেঙে দেওয়া হয় আর ওটা থেকে চিনির মাত্রা পৃথক হয়ে পড়ে, যেটা শরীরকে তৎক্ষনাত শক্তি বা এনার্জী প্রদান করে! চিনি বা গুড় অন্য সব পদার্থের তুলনায় দ্রুত শক্তি বা এনার্জীতে পরিবর্তিত হয়ে পড়ে! এজন্যই রোগীদের আর শারীরীক রূপে দুর্বল ব্যক্তিদের গ্লুকোজ দেওয়া হয়, যেটা হচ্ছে চিনিরই আরেক রূপ!

যদিও কার্বোহাইড্রেটস্ আমাদের সব থেকে বেশী শক্তি বা এনার্জী প্রদান করে, কিন্তু এটাও প্রয়োজনের থেকে বেশী মাত্রায় ব্যবহার করা উচিত নয়! কারণ, যদি শরীরে এর মাত্রা বেড়ে যায়, তাহলে এটা চর্বি বেড়ে ওঠার কারণ হয়ে ওঠে আর মানুষ মোটা আর বেডৌল হয়ে পড়ে!

মোটা ব্যক্তিদের উচ্চতা কম বাড়ে আর বেডৌল শরীরের কারণে ওকে আরও বেঁটে দেখায়!

ভিটামিন

আমাদের শরীরের বিকাশে ভিটামিনের এক গুরুত্বপূর্ণ ভূমিকা থাকে! শরীরের বৃদ্ধি আর উন্নতির জন্য খনিজ পদার্থ (Minerals)-য়ের থেকেও বেশী গুরুত্ব হচেছ ভিটামিনের!

কিছু ভিটামিন আমাদের শরীরের বিকাশ আর বৃদ্ধির জন্য আবশ্যক হয়, তো কিছু ভিটামিন আমাদের শরীরকে আত্মরক্ষা করার শক্তি প্রদান করে অর্থাৎ রোগের কীটাণুর সঙ্গে লড়াই করার শক্তি প্রদান করে!

আমরা যদি নিজেদের ভোজনে সমুচিত মাত্রায় সবুজ শাক-সব্জী এবং তাজা ফল না খাই, তাহলে ভিটামিনের অভাবে আমাদের শরীরের বিকাশ বন্ধ হয়ে যায় আর শরীর বেশ কিছু রোগের শিকার হয়ে পড়ে!

ভিটামিন - 'এ'

এই ভিটামিন শরীরের বৃদ্ধির জন্য এক অত্যন্ত গুরুত্বপূর্ণ তত্ত্ব! এটা আমাদের ত্বককে কোমল রাখে এবং পাচন শক্তিকে বজায় রাখে! যেসব ব্যক্তির ভোজনে ভিটামিন 'এ' কমে যায়, তাদের দৃষ্টিশক্তি দুর্বল হয়ে পড়ে আর কিছু-কিছু ব্যক্তি তো রাতের বেলা দেখতেই পান না! এই ভিটামিন আমাদের হাড় আর দাঁতকে মজবুত করে রাখার জন্যও আবশ্যক!

ভিটামিন-'এ' সব থেকে বেশী দুধ, মাখন, ডিমের কুসুম, পালং শাক, মেথী শাক, মূলো, বীটের পাতা, আম, গাজর আর টম্যাটোর মধ্যে পাওয়া যায়!

অবশ্য অধিক মাত্রায় ভিটামিন-'এ' শরীরে বেশ কিছু রোগেরও সৃষ্টি করতে পারে!

ভিটামিন-'বি'

ভিটামিন-'বি' সমূহ (যাকে 'বি' কমপ্লেক্সও বলা হয়)-য়ের মধ্যে থয়ামীন, রিবোফ্লেভিন, নিয়াসিন, পায়রিডোক্সিন, পেন্টোয়িনিক এ্যাসিড আর ভিটামিন বি-12 শামিল রয়েছে!

ভিটামিন 'বি' কমপ্লেক্স ভুষিসমেত আটা, অঙ্কুরিত গম আর অঙ্কুরিত ছোলা, ধানের খোসার ভুষি, চীনাবাদাম, অঙ্কুরিত ডাল আর দুধে পর্যাপ্ত মাত্রায় পাওয়া যায়!

শারীরীক বিকাশের জন্য এই ভিটামিন অত্যন্ত গুরুত্বপূর্ণ তত্ত্ব!

ভিটামিন 'বি' কমপ্লেক্সের আবশ্যকতা পূরণ করার জন্য আমাদের ভুষিসমেত আটার রুটী খাওয়া উচিত আর মাঝে-মাঝে অঙ্কুরিত আনাজও

খাওয়া উচিত!

ময়দা খাওয়া উচিত নয়, কারণ এর ভুষি বের করে দেওয়া হয়, ফলে এর ভিটামিন 'বি' কমপ্লেক্স নষ্ট হয়ে পড়ে!

স্কুলের বাচ্চাদের জন্য ভিটামিন 'বি' কমপ্লেক্সের প্রয়োজন বেশী করে হয়, কারণ এটাই ওদের বেড়ে ওঠার সময়!

সুতরাং, অভিভাবকদের নিজেদের বাচ্চাদের এমন পুষ্টিকর আহার দেওয়া উচিত, যাতে ভিটামিন 'বি' কমপ্লেক্স পর্যাপ্ত মাত্রায় থাকে!

ভিটামিন 'সি'

ভিটামিন-'সি' আমাদের শরীরের বেড়ে ওঠার পক্ষে এক অত্যন্ত আবশ্যক ভিটামিন! আমাদের প্রতি দিন 50-60 মিলিগ্রাম ভিটামিন 'সি'-য়ের প্রয়োজন পড়ে!

কিন্তু এটা অত্যন্ত স্বল্প টেঁকসই ভিটামিন! তীব্র আগুন, গরম আর আলোয় এই ভিটামিন নষ্ট হয়ে পড়ে!

যদি বাচ্চাদের আহারে এই ভিটামিন প্রয়োজনের তুলনায় কম মাত্রায় থাকে, তাহলে বাচ্চাদের হাড় ঠিক মত বিকশিত হতে পারে না, যার ফলে বাচ্চাদের উচ্চতা বাড়তে পারে না!

এই ভিটামিন আমাদের শরীরকে রোগ-জীবাণুদের সঙ্গে লড়তে শক্তি প্রদান করে আর ক্ষতস্হান তাড়াতাড়ি শুকোতে সহায়তা করে!

ভিটামিন–'সি' মুখ্যতঃ লেবু, মৌসম্বী, আমলা, গাজর, পেয়ারা আর টক ফলে পাওয়া যায়!

ভোজ্য পদার্থকে তীব্র আগুনে রান্না করলে অথবা কেটে রাখলে ভিটামিন 'সি' নষ্ট হয়ে পড়ে!

ভিটামিন 'ডি'

এই ভিটামিন আমাদের হাড় আর দাঁতকে মজবুত করে তোলে! এই ভিটামিনের অভাবে বাচ্চাদের হাড় বেঁকা হয়ে পড়ে আর ওদের উচ্চতা বাড়া বন্ধ হয়ে পড়ে!

এই ভিটামিনের অভাবযুক্ত রোগীদের বুক দুর্বল হয়ে পড়ে!

ভিটামিন 'ডি', সব থেকে বেশী মাছের তেল আর মাছে পাওয়া যায়! দুধ, পনীর, ডিমের কুসুমেও এই ভিটামিন পর্যাপ্ত মাত্রায় পাওয়া যায়!

কিন্তু এই ভিটামিন প্রাপ্ত করার সব থেকে সরল উপায় হচেছ সূর্য্য-স্নান! শরীরে খুব অল্প কাপড় পরে (জাঙ্গিয়া ইত্যাদি) আপনি আধ

ঘন্টা রোদে শুয়ে থাকলে আপনার শরীরের ভিটামিন–'ডি'-র আবশ্যকতা পূরণ হয়ে পড়ে !

ক্যালশিয়াম আর ফোস্‌ফোরাস

আমাদের শরীরের বিকাশে ভিটামিনের পরে সব থেকে প্রমুখ ভূমিকা পালন করে ক্যালশিয়াম আর ফোস্‌ফোরাস !

ক্যালশিয়াম আমাদের হাড়ের নির্মাণকার্য্যে সহায়ক তো হয়ই, এটা আমাদের হৃদয়ের গতিকেও নিয়ন্ত্রণে রাখে ! এটা আমাদের নার্ভাস সিস্টেম (Nervous System)-কেও সক্রিয় বানিয়ে রাখতে সহায়ক হয় ! শরীরের কোথাও চোট-আঘাত লেগে রক্ত বেরোতে থাকলে সেই বয়ে চলা রক্তকে আটকাতেও ক্যালশিয়াম সহায়ক ভূমিকা পালন করে !

ফোস্‌ফোরাস শরীরে মজুদ কোশিকাগুলো (Cells)-কে জীবিত রাখার জন্য অত্যন্ত জরুরী হয় আর এর দ্বারা শরীরের বিকাশও হয় ! ক্যালশিয়াম আর ফোস্‌ফোরাস মূলতঃ গমের ভুষি, সবুজ পাতাওয়ালা সব্‌জী, চীনাবাদাম, দুধ আর ডিমে পর্যাপ্ত মাত্রায় পাওয়া যায় !

যেসব ব্যক্তি পান খান, তাঁরা পানে লাগানো চুন থেকে পর্যাপ্ত মাত্রায় ক্যালশিয়াম পেয়ে খান !

বিভিন্ন বয়সে আদর্শ শরীরের ওজন (উচ্চতার ওপরে ভিত্তি করে)

উচ্চতা	বয়স						বছরের
	18-22	23-27	28-32	33-37	38-42	43-47	48-52	ওপরে
150	45.5	47.0	48.3	49.9	49.8	50.1	50.3	50.5
152	46.2	47.8	49.7	50.4	50.8	51.1	51.3	51.5
154	47.1	48.7	50.3	51.5	51.9	52.2	52.4	52.1
156	48.0	49.7	51.4	52.6	53.0	53.3.	53.6	53.7
158	49.5	50.8	52.5	53.7	54.1	54.4	54.7	54.9
160	50.0	52.0	53.7	54.9	55.3	55.7	56.0	56.3
162	51.2	53.2	54.9	56.1	56.6	57.0	56.0	56.3
164	52.4	54.4	56.2	57.5	58.0	58.5	58.4	59.2
166	53.7	55.7	57.6	59.0	59.5	60.0	60.4	60.8
168	55.1	57.2	59.9	60.6	61.4	61.6	62.0	62.4
170	56.5	58.7	60.6	62.2	62.8	63.3	63.7	64.1
172	58.0	60.2	62.1	63.9	64.5	65.0	65.5	65.9
174	59.5	61.7	63.7	65.6	66.2	66.7	67.3	67.7
176	61.0	63.3	65.3	67.3	67.9	68.4	69.1	69.5
178	62.5	64.9	67.0	69.0	69.6	70.2	70.9	71.3

180	64.1	66.5	68.7	70.7	71.3	72.0	72.7	73.2
182	65.7	68.1	70.4	72.4	73.0	73.8	74.5	75.1
184	67.3	69.7	72.1	74.1	74.8	75.6	76.3	77.0
186	68.9	71.4	73.8	75.8	76.6	77.4	78.1	78.9
188	70.5	73.1	75.6	77.8	78.4	79.2	79.9	80.8
190	72.1	74.8	77.4	79.6	80.2	81.0	81.7	82.7

খাবার কখন খাওয়া উচিত ?

* কেবলমাত্র ক্ষিধে পেলেই খাবার খান! সর্বদা মুখে কিছু-না-কিছু পুরে রাখাটা ঠিক নয়! অসময়ে খাবার খাওয়াটা স্বাস্থ্যের পক্ষে ক্ষতিকারক! আগের খাওয়া খাবার যদি হজম না হয়, তাহলে খুব তাড়াতাড়ি আবার খাবার খেলে খাবার হজম হতে বাধার সৃষ্টি হবে, পাচক রস খাবারের সঙ্গে মিশতে পারবে না আর বদহজম হয়ে পড়বে!
* খাবার খাওয়ার একটা নির্দিষ্ট সময় হওয়া উচিত আর যদি কোন কারণে খাবার খাওয়ার সেই নির্দিষ্ট সময়টা পেরিয়ে যায়, তাহলে অসময়ে খাবার খাওয়ার চইতে খাবার না খাওয়াই ভালো!
* যখন জঠরাগ্নি প্রদীপ্ত হয়ে ওঠে, সেই সময় খাবার খাওয়া উচিত! প্রায়ই এমনটা মনে করা হয় যে, ক্ষিধে লাগলে তার আভাষ আগে থেকেই হয়ে পড়ে! যদি সেই সময় খাবার না খাওয়া হয়, তাহলে জঠরাগ্নি ঠাণ্ডা হয়ে পড়ে আর অসময়ে খাওয়া খাবার শরীর হজম করতে পারবে না এবং পেটে গ্যাসের সৃষ্টি হয়ে পড়বে, ক্লান্তি আর অবসাদ শরীরকে ঘিরে ধরবে, পেটে ব্যথা হতে থাকবে, পাতলা পায়খানা হতেও পারে!
* ক্ষিধেকে উপেক্ষা করা মোটেই উচিত নয়! এতে শরীরের ক্ষতি হয়! এছাড়া শরীর দুর্বল হয়ে পড়বে, কোন কাজে মন লাগবে না আর শরীরে অলসতা আর ক্লান্তি ভরে উঠবে!
* শরীর-রূপী মেশিন যদি ভোজন-রূপী এনার্জীশক্তি ঠিক সময়ে না পায়, তাহলে গোটা শরীরের কার্য্যক্ষমতার ওপরে তার খারাপ প্রভাব পড়বে! শরীরের শক্তিকে বজায় রাখতে ভোজনের এক গুরুত্বপূর্ণ ভূমিকা থাকে! যদি দিনচর্য্যাকে নিয়মিত করে নেওয়া হয়, তাহলে সঠিক সময়ে খাবার না খাওয়ার কোন কারণই নেই! খাবার খাওয়ার জন্য সময় বের করাটা কোন অসহায়তা নয়, এটা হচ্ছে এক আবশ্যকতা!
* আয়ুর্বেদে খাবার খাওয়ার সময়ের ব্যাপারে বলা হয়েছে যে, যখন মল-মূত্র ঠিক ভাবে ত্যাগ করা হয়ে যাবে, মন যখন শান্ত হয়ে থাকবে, পাঁচটি তত্ত্ব যখন সন্তুলিত হয়ে থাকবে, পেটে যখন গ্যাস থাকবে না, শরীর যখন

হাল্কা অনুভব হবে, যখন অভিজ্ঞান ইন্দ্রিয়-সম্বন্ধিত অঙ্গ ঠিক-ঠাক ভাবে কাজ করতে থাকবে, যখন ক্ষিধে পাবে... ঠিক তখনই খাবার খাওয়া উচিত!

* দুটো মুখ্য ভোজনের মধ্যে খাবার খাওয়াটা ঠিক নয়! ব্যায়াম করার এক ঘন্টা পর্যন্ত্য খাবার খাবেন না! সহবাস আর খাবার খাওয়ার মধ্যে কম পক্ষে দু ঘন্টার ব্যবধান অবশ্যই থাকা উচিত!
* শরীর থেকে দূষিত মল এবং নোংরা বের করে দেবার সময় ভোর চারটে থেকে দুপুর বারোটা পর্যন্তই ধরে নেওয়া হয়েছে! এই সময়ে খুব হাল্কা খাবার খাওয়া উচিত, সেটাও সীমিত মাত্রায়... যাতে শরীরের শক্তি বজায় থাকে!
* রাতের খাবার আর পরের দিনের সকালের জলখাবারের মধ্যে কম পক্ষে 12 ঘন্টার ব্যবধান থাকা উচিত!
* রাতে হাল্কা আর সুপাচ্য খাবার খান, কারণ রাতের বেলা শরীর নিষ্ক্রিয় হয়ে থাকে! খাবার খাওয়ার ঠিক পরেই মানুষ ঘুমোতে চায়!
* উপোষ শুরু করা থেকে উপোষ ভঙ্গ করার মধ্যে কিছুই না খেলে ভালো হয়! যদি সন্ধ্যায় উপোষ ভঙ্গ করার পরে আপনি ভারী, মশলাদার, ভাজাভুজি খাবার খান, তাহলে আপনার উপোষ রাখার গুরুত্ব আর উদ্দেশ্যই শেষ হয়ে পড়বে! উপোষ রাখার তাৎপর্য্য হল ভুল জিনিষ খেয়ে থাকলে সেটাকে ঠিক করা, শরীরকে বিশ্রাম দেওয়া! উপোষ রাখার তাৎপর্য্য সারাটা দিন না খাওয়ার অভাবকে পূরণ করার জন্য অবাঞ্ছিত আর ক্ষতিকারক খাবার পেটে ঠুসে দেওয়া মোটেই নয়!
* আপনার ভোজন সন্তুলিত, নিয়মিত, সুপাচ্য, সাত্ত্বিক আর সাধারণ হওয়া উচিত! ভোজন শরীরকে জীবিত রাখার একটা সাধন মাত্র!
* ভোজন ঠিক সময়ে, নিজের হজম-শক্তি আর খাবার খাওয়ার ক্ষমতাকে মাথায় রেখে করা উচিত!

খাবার ঠিক সময়ে কেন খাওয়া উচিত ?

* সঠিক সময়ে খাবার খেলে জঠরাগ্নি প্রদীপ্ত হয়ে ওঠে, খাবার তাড়াতাড়ি হজম হয়ে পড়ে আর পরের বার খাবার খাওয়ার জন্য শরীর প্রস্তুত হয়ে ওঠে! শরীরের সব মুখ্য স্রোত মুখ খোলা থাকার কারণে কাজ করতে থাকে! শুদ্ধ ঢেঁকুর ওঠে আর অপানবায়ু আপনা থেকেই বেরিয়ে যায়, তাতে দুর্গন্ধও আসে না! এসবের সাথে-সাথে পাচক রসও শরীরের মধ্যে নিয়মিত উৎপাদন হতে থাকে! প্রস্রাব, মল আর বাত সঠিক সময়ে বেরিয়ে যাওয়ার ফলে শরীর আর হৃদয়ের ওপরে অনাবশ্যক চাপ পড়ে না!

খাবার কি ভাবে খাওয়া উচিত ?

সঠিক ভাবে খাওয়া খাবারই শরীরকে লাভ প্রদান করে ! নীচে উল্লেখিত জিনিষগুলোর ওপরে মনোযোগ দিলে আর সেগুলোকে নিজের দৈনন্দিন জীবনে নিয়মিত রূপে প্রযোজ্য করলে লাভবান হতে পারবেন ঃ-

* খাবার খাওয়ার আগে হাত-পা-মুখ ভালো করে ধুয়ে নিন আর চোখেও ঠাণ্ডা জলের ঝাপ্টা মারুন ! এতে আপনার ক্লান্তি দূর হয়ে পড়বে আর শরীর হালকা আর তাজা অনুভব করবেন !
* সম্ভব হলে, মাটিতে পা মুড়ে বসে খাবার খান ! এতে খাবার পেটে পৌঁছতে সুবিধা হয় !
* *'দিনে একবার খাবার খাওয়া ব্যক্তি যোগী, দু বার খাবার খাওয়া ব্যক্তি ভোগী আর তিন বার খাবার খাওয়া ব্যক্তি রোগী হয় !'* এই প্রবাদবাক্যটা শুনতে কিছুটা অদ্ভূত লাগে ঠিকই, কিন্তু এই প্রবাদবাক্যটার তাৎপর্য্য অসীম !
* খাবারকে ভালোমতন চিবিয়ে-চিবিয়ে খান, গিলে-গিলে খাবেন না ! তাড়াহুড়ো করে খাবার খেলে আর চিবিয়ে না খেলে ভোজন কণায় বিভক্ত হতে পারে না ! খাবার আধভাঙা অবস্থায় পেটের মধ্যে চলে যায়, যেখানে ওটাকে তরল করতে পেটকে অত্যন্ত কড়া পরিশ্রম করতে হয় আর দাঁতের কাজকে অন্ত্র আর পেটকে করতে হয় এবং সমস্ত পাচন প্রক্রিয়া এলোমেলো হয়ে পড়ে !
* এটা আমরা সবাই জানি যে, যত দাঁত দিয়ে খাবার চেবানো হবে, ততই ওটার সঙ্গে মুখে সৃষ্টি হওয়া লারের মিশ্রণ হতে থাকবে ! এই প্রক্রিয়ায় এক তো খাবার ছোট-ছোট কণায় বিভক্ত হয়ে পড়ে, দাঁত আর মাড়ির ভালো মতন ব্যায়াম হয়, ধীরে-ধীরে ওর সঙ্গে লারের মিশ্রণ হতে থাকে, পেটে গোটা আর আধভাঙা খাবার যাওয়ার বদলে খাবার তরল অবস্থায় যাওয়ায় পেট থেকে যে পাচক দ্রব্য বেরোয়, সেটা খাবারের সঙ্গে ভালোমতন মিশতে পারে ! এই পুরো প্রক্রিয়ায় অন্ত্রের ওপরে অনাবশ্যক চাপ পড়ে না আর খাবার তাড়াতাড়ি হজম হয়ে পড়ে !
* যখনই আপনি তাড়াহুড়ো করেন, টেনশনে ভুগতে থাকেন, মন আপনার অশান্ত হয়ে ওঠে, আপনি যখন কোন সমস্যায় গ্রস্ত হয়ে ওঠেন, যখন আপনি রেগে ওঠেন – এই সমস্ত পরিস্থিতিতে আপনি যা খাবার খাবেন, সেটাই এক প্রকারের *'বিষ'* হয়ে উঠবে ! এর কারণ হল যে কোন প্রকারের টেনশনে শরীরের অন্তঃস্রাবী গ্রন্থিগুলোর ওপরে দুস্প্রভাব পড়ে আর ওগুলো থেকে যে স্রাব বেরোয়, তার ক্রিয়াতে বাধা উৎপন্ন হয়ে পড়ে ! শরীরের পুরো নাড়ি-তন্ত্র টেনশনে ভরে ওঠে ! সুতরাং, শান্ত

মনে, আরাম করে, নিশ্চিন্ত মনে ভোজন করা উচিত, তাড়াহুড়ো করে নয়!

কি খাওয়া উচিত নয়?

* ভোজন পরিস্কার, সাধারন আর তাজা হওয়া উচিত! বাসী, পচা, পুড়ে যাওয়া খাবার খাওয়া উচিত নয়!
* বেশী মশলাদার, ভাজাভুজি জিনিষ (যাতে বেশী ঘি বা তেলের প্রয়োগ করা হয়েছে) খাওয়া উচিত নয়, কারণ এমন ভারী খাবার হজম করতে গিয়ে পাচক-তন্ত্রের ওপরে অত্যধিক চাপ পড়ে! এমন খাবার খেলে শরীরে বদহজম হবার সম্ভাবনাও থাকে আর শরীর মোটাও হয়ে পড়তে পারে!
* খাবার খাওয়ার ঠিক আগে, মাঝে বা খাবার খাওয়ার ঠিক পরে জল খাবেন না! এমনটা করলে খাবারের সঙ্গে পাচক দ্রব্যের মেলার প্রক্রিয়ায় বাধার সৃষ্টি হয়ে পড়বে আর শরীর পোষক তত্ত্বের লাভ থেকেও বঞ্চিত হয়ে পড়বে! জল সর্বদা খাবার খাওয়ার এক ঘন্টা পরে খাওয়া উচিত!
* খাবার খাওয়ার ঠিক আগে, মাঝে বা ঠিক পরে কোনও ফল বা সব্জীর রস পান করবেন না! যদি এমনটা জরুরী হয়ে ওঠে, তাহলে সেটা খাবার খাওয়ার এক ঘন্টা আগে পান করুন! খাবার খাওয়ার সাথে-সাথে ফল বা ভাজাভুজি জিনিষও খাবেন না বা মদ্যপানও করবেন না! খাবারের সঙ্গে কোন মাদক দ্রব্য বা পদার্থের সেবন করবেন না!
* ভোজনে পুষ্টিকর তত্ত্বের অভাব হওয়া উচিত নয়! ভোজন যদি সন্তুলিত না হয়, তাহলে সেটা খেলে শরীরের যে সম্ভাব্য লাভ আর পোষণ প্রাপ্ত করা উচিত, সেটা থেকে শরীর বঞ্চিত হবে আর গোটা শারীরীক প্রক্রিয়া বিগড়ে যাবে!
* যতদূর সম্ভব, ভোজন সাত্ত্বিক হওয়া উচিত! ভোজনে মাছ, মাংস এবং দেরী করে হজম হওয়া পদার্থকে শামিল করতে যাবেন না! এমন খাদ্যপদার্থ রক্তে উত্তেজনা নিয়ে আসে, হজম-ক্রিয়ার ওপরে দুস্প্রভাব বিস্তার করে! মাংস ইত্যাদি তো জানোয়ারদের খাবার, মনুষ্যজাতির নয়! পশুদের মধ্যেও ঘোড়া হচেছ নিরামিশাসী প্রাণী! যখনই শক্তির প্রসঙ্গ ওঠে, তো অশ্ব-শক্তি (Horse Power)-য়ের কথা বলা হয়! সুতরাং, নিরামিশাসী আহার পরিত্যাগ করবেন না, সেটাকে নিজের ভোজনের এক অনিবার্য্য অঙ্গ হিসেবে গ্রহণ করুন! মাছ-মাংস খেলে আপনার রসনার তৃপ্তি তো হবে, কিন্তু আপনার শরীর সম্ভাব্য লাভ থেকে বঞ্চিত হয়ে পড়বে!
* বাজারে বিক্রী হতে থাকা ভোজন-পদার্থের সেবন সর্বদা এড়িয়ে চলুন!

কারণ, এসব ক্ষেত্রে আপনি এটা জানেন না যে, আপনি যেটা খাচেছন, সেটা কি ভাবে, কতটা পরিস্কার ভাবে তৈরী করা হয়েছে ! এমনভাবে তৈরী খাবারে, ফাস্ট ফুডে, ফলের রসে (যেগুলোকে তাজা ফলের রস বলে আর মনে করে হরদম পান করা আর বিক্রী করা হয়), আখের রসে, নকল ভাবে তৈরী করা তথাকথিত *'ফ্রুট জুসে'* আপনার পয়সা তো নষ্ট হয়ই, আপনার শরীর-স্বাস্থ্যেরও ক্ষতি হয় ! ফ্রুট-চার্ট, দই-বড়া, পাপড়ি-চাট, চাউমিন, ছোলে-ভটুরে, ভাজা পকোড়া ইত্যাদি খাওয়াটা যত এড়িয়ে চলতে পারবেন, আপনার শরীরও ঠিক থাকবে আর আপনি অপ্রয়োজনীয় খরচের হাত থেকেও বেঁচে যাবেন ! এমন খাবার খেতে যদি একান্তই ইচেছ হয়, তাহলে এসব খাবার বাড়ীতে তৈরী করে খান ! বাড়ীতে তৈরী খাবারের ক্ষেত্রে আপনি অন্ততঃ এতটা নিশ্চিত হতে পারবেন আর সন্তুষ্টও হতে পারবেন যে, আপনি যেটা খাচেছন, সেটায় সংক্রমন হবার ভয় নেই ! বাড়ীতে তৈরী খাবার শুদ্ধ হয় ! বাজারে বিক্রী হতে থাকা পদার্থের নজর আপনার পকেটের ওপরে থাকে, আপনার স্বাস্থ্য নিয়ে ওসবের কোন চিন্তা-ভাবনা থাকে না ! বাস্তবে বাজারের খাবার খেয়ে আপনি পয়সা তো খরচ করেনই, তার সাথে-সাথে রোগ আর সংক্রমনকেও নিমন্ত্রণ জানান ! তাই, এমন ধরনের খাবার খাওয়া থেকে নিজেকে দূরে সরিয়ে রাখুন আর নিজের আর নিজের শরীরের রক্ষা করুন !

* দেশ, কাল, প্রকৃতি, স্বভাব আর শরীরের অবস্হা অনুযায়ী ভোজন গ্রহণ করুন ! প্রকৃতি বিরূদ্ধ, অসময়ে, পুষ্টিকর, তত্ত্ববিহীন আহার গ্রহণ করবেন না ! যে খাদ্যপদার্থ আপনার শরীরের পক্ষে ঠিক নয় বা যে জিনিষটা খেতে আপনার ডাক্তারবাবু মানা করেছেন বা যে খাবারটা স্হানীয় আবহাওয়ার বিপরীত – এমন খাবার খেতে যাবেন না ! প্রকৃতি প্রতি প্রদেশের মাটিতে যেসব সব্জী-পাতির ফসল সৃষ্টি করেছেন, সেসবই হচেছ খাওয়ার যোগ্য ! কিন্তু এসবের মাপদণ্ড আপনার শরীরের রক্ষার ওপরে ভিত্তি করে, আবশ্যকতাকে মাথায় রেখেই ঠিক করা উচিত ! খাদ্য-পদার্থ তো অনেক আছে, কিন্তু আপনি সেসবের মধ্যে থেকে শুধু সেটাকেই বেছে নিন, যেটা আপনার প্রকৃতির অনুকূল এবং অনুরূপ হবে !

বয়সের ওপরে ভিত্তি করে দৈনিক ভোজনে ক্যালোরী, খনিজ পদার্থ আর ভিটামিন (পুষ্টিকর তত্ত্ব)-য়ের আবশ্যকতা রয়েছে !

উপভোক্তা	মহিলা প্রতি কিগ্রা.	ভিটামিন 'এ' মিগ্রা.	ভিটামিন 'বি' মিগ্রা.	ভিটামিন 'সি'	ভিটামিন 'ডি'	প্রোটিন গ্রাম	লোহা মিগ্রা.	ক্যালশিয়াম গ্রাম
মহিলা (45 কিগ্রা. ওজন)								
হাল্কা আর সহজ কাজ করা মহিলা	2000	3000	1.8	50	400	345	20	1.0
কঠিন কাজ করতে থাকা মহিলা	3000	3000	1.5	50	500	45	25	1.0
গর্ভবতী মহিলা (গর্ভাবস্থার শেষ ভাগে)	2300	3000	2.0	50	600	100	30	1.5
দুগ্ধপানকারী মায়েরা	2700	3000	2.0	50	700	100	30	2.0
পুরুষ (55 কিগ্রা. ওজন)								
হাল্কা আর সহজ কাজ করা পুরুষ	2400	3500	1.5	50	600	55	20	1.0
কঠিন কাজ করতে থাকা পুরুষ	3900	4000	2.0	50	800	55	30	1.0
ছোট শিশু / বালক / বালিকা								
জন্ম থেকে তিন বছর পর্যন্ত	1200	3000	0.5	30	400	3.5	10	1.0
4 থেকে 5 বছর পর্যন্ত	1500	3000	0.5	30	400	3.5	10	1.0
5 থেকে 6 বছর পর্যন্ত	1500	3000	0.5	30	400	3.0	10	1.0
6 থেকে 7 বছর পর্যন্ত	1800	3000	0.5	30	400	3.0	10	1.0
7 থেকে 9 কছর পর্যন্ত	1800	3000	0.5	30	500	2.5	15	1.25
10 থেকে 12 বছর পর্যন্ত	2100	3000	0.8	30	500	2.5	15	1.25
13 থেকে 15 বছর পর্যন্ত - বালক	2500	4000	1.0	50	800	2.5	15	1.25
13 থেকে 15 বছর পর্যন্ত - বালিকা	2100	4000	1.0	40	800	2.5	15	1.25
16 থেকে 19 বছর পর্যন্ত - বালক	3150	4000	1.0	50-60	800	2.0	30	1.50
16 থেকে 19 বছর পর্যন্ত - বালিকা	2150	4000	1.0	45	700	2.0	30	1.50